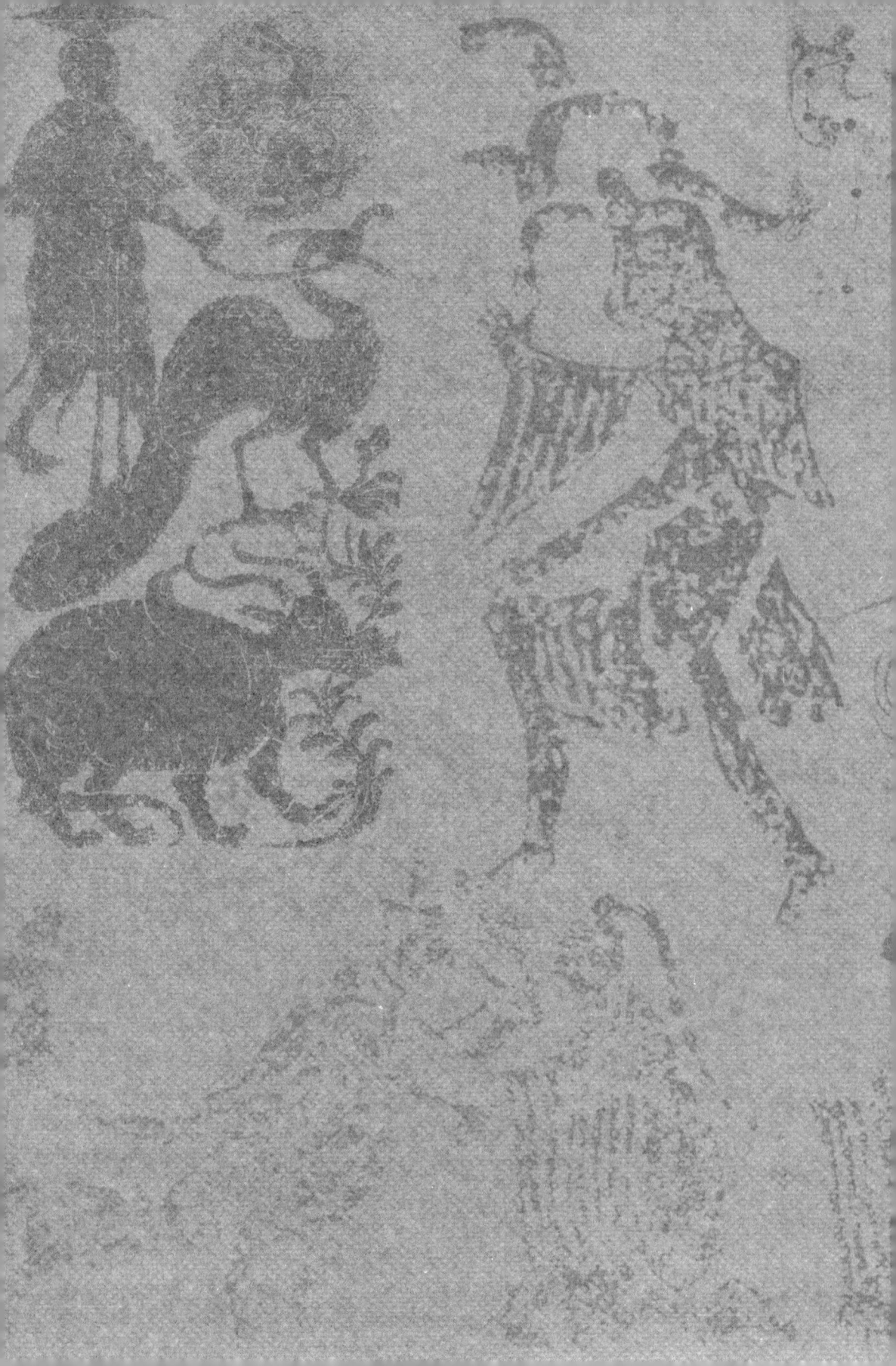

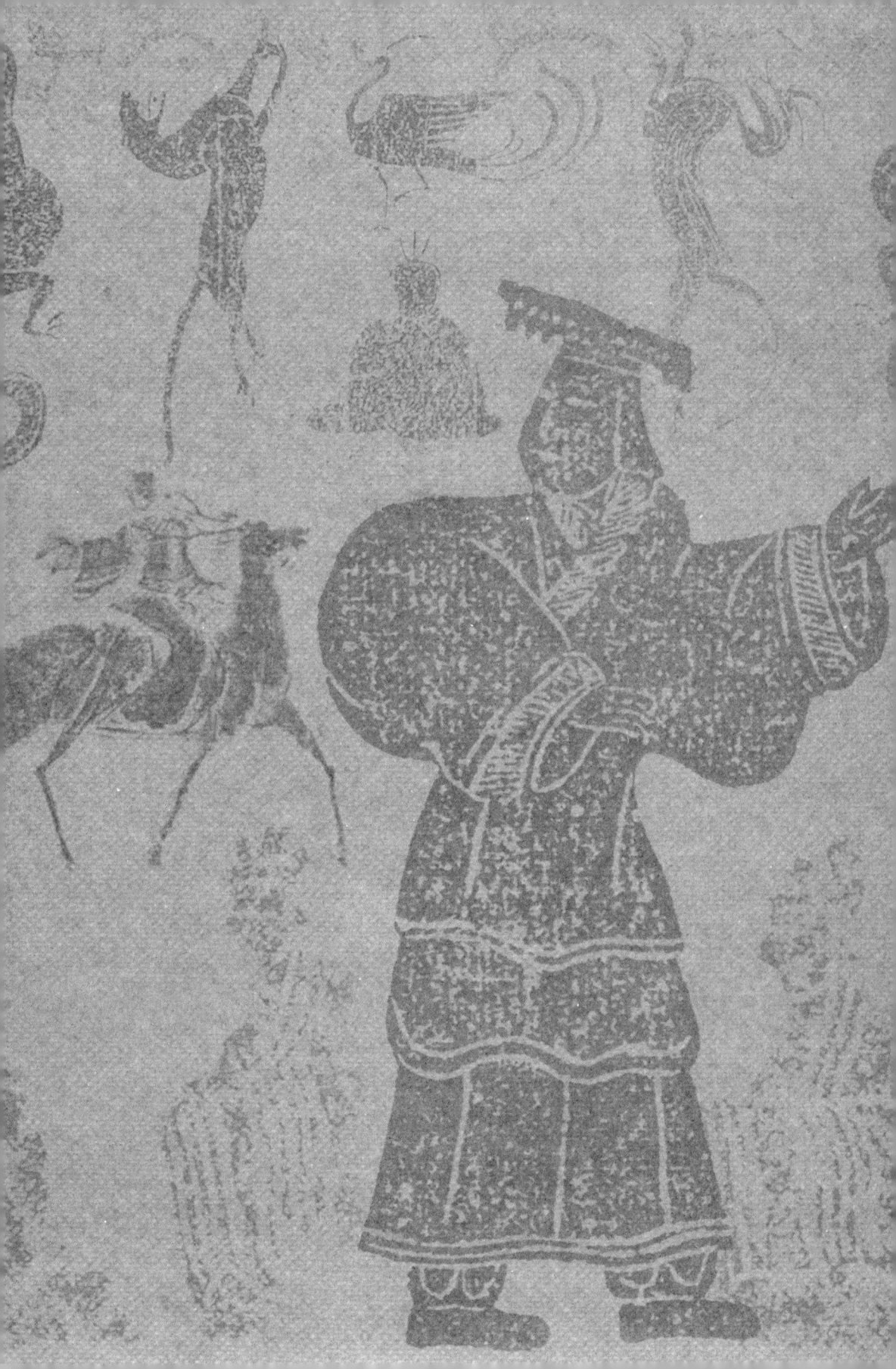

中国古医籍整理丛书

北 行 日 记

清·薛宝田　撰

纪 恩 录

清·马文植　撰

张如青　陈娟娟　校注

中国中医药出版社

·北 京·

图书在版编目（CIP）数据

北行日记/（清）薛宝田撰；张如青，陈娟娟校注．纪恩录/（清）
马文植撰；张如青，陈娟娟校注．—北京：中国中医药出版社，2015.12
（中国古医籍整理丛书）
ISBN 978 – 7 – 5132 – 2872 – 5
Ⅰ.①北…　②纪…　Ⅱ.①薛…　②马…　③张…　④陈…
Ⅲ.①中国医药学 – 古籍 – 汇编 – 中国 – 清后期　Ⅳ.①R2 – 52

中国版本图书馆 CIP 数据核字（2015）第 264827 号

中 国 中 医 药 出 版 社 出 版
北京市朝阳区北三环东路 28 号易亨大厦 16 层
邮政编码　100013
传真　010 64405750
三河市鑫金马印装有限公司印刷
各地新华书店经销
*
开本 710 × 1000　1/16　印张 11.5　字数 77 千字
2015 年 12 月第 1 版　2015 年 12 月第 1 次印刷
书　号　ISBN 978 – 7 – 5132 – 2872 – 5
*
定价　35.00 元
网址　www. cptcm. com

社长热线　010 64405720
购书热线　010 64065415　010 64065413
微信服务号　zgzyycbs
书店网址　csln. net/qksd/
官方微博　http：//e. weibo. com/cptcm
淘宝天猫网址　http：//zgzyycbs. tmall. com

项目专家组

顾　问　马继兴　张灿玾　李经纬

组　长　余瀛鳌

成　员　李致忠　钱超尘　段逸山　严世芸　鲁兆麟
　　　　　郑金生　林端宜　欧阳兵　高文柱　柳长华
　　　　　王振国　王旭东　崔　蒙　严季澜　黄龙祥
　　　　　陈勇毅　张志清

项目办公室（组织工作委员会办公室）

主　任　王振国　王思成

副主任　王振宇　刘群峰　陈榕虎　杨振宁　朱毓梅
　　　　　刘更生　华中健

成　员　陈丽娜　邱　岳　王　庆　王　鹏　王春燕
　　　　　郭瑞华　宋咏梅　周　扬　范　磊　张永泰
　　　　　罗海鹰　王　爽　王　捷　贺晓路　熊智波

秘　书　张丰聪

前　言

中医药古籍是传承中华优秀文化的重要载体，也是中医学传承数千年的知识宝库，凝聚着中华民族特有的精神价值、思维方法、生命理论和医疗经验，不仅对于传承中医学术具有重要的历史价值，更是现代中医药科技创新和学术进步的源头和根基。保护和利用好中医药古籍，是弘扬中国优秀传统文化、传承中医学术的必由之路，事关中医药事业发展全局。

1949 年以来，在政府的大力支持和推动下，开展了系统的中医药古籍整理研究。1958 年，国务院科学规划委员会古籍整理出版规划小组在北京成立，负责指导全国的古籍整理出版工作。1982 年，国务院古籍整理出版规划小组召开全国古籍整理出版规划会议，制定了《古籍整理出版规划（1982—1990）》，卫生部先后下达了两批 200 余种中医古籍整理任务，掀起了中医古籍整理研究的新高潮，对中医文化与学术的弘扬、传承和发展，发挥了极其重要的作用，产生了不可估量的深远影响。

2007 年《国务院办公厅关于进一步加强古籍保护工作的意见》明确提出进一步加强古籍整理、出版和研究利用，以及

"保护为主、抢救第一、合理利用、加强管理"的方针。2009年《国务院关于扶持和促进中医药事业发展的若干意见》指出，要"开展中医药古籍普查登记，建立综合信息数据库和珍贵古籍名录，加强整理、出版、研究和利用"。《中医药创新发展规划纲要（2006—2020）》强调继承与创新并重，推动中医药传承与创新发展。

2003～2010年，国家财政多次立项支持中国中医科学院开展针对性中医药古籍抢救保护工作，在中国中医科学院图书馆设立全国唯一的行业古籍保护中心，影印抢救濒危珍本、孤本中医古籍1640余种；整理发布《中国中医古籍总目》；遴选351种孤本收入《中医古籍孤本大全》影印出版；开展了海外中医古籍目录调研和孤本回归工作，收集了11个国家和2个地区137个图书馆的240余种书目，基本摸清流失海外的中医古籍现状，确定国内失传的中医药古籍共有220种，复制出版海外所藏中医药古籍133种。2010年，国家财政部、国家中医药管理局设立"中医药古籍保护与利用能力建设项目"，资助整理400余种中医药古籍，并着眼于加强中医药古籍保护和研究机构建设，培养中医古籍整理研究的后备人才，全面提高中医药古籍保护与利用能力。

在此，国家中医药管理局成立了中医药古籍保护和利用专家组和项目办公室，专家组负责项目指导、咨询、质量把关，项目办公室负责实施过程的统筹协调。专家组成员对古籍整理研究具有丰富的经验，有的专家从事古籍整理研究长达70余年，深知中医药古籍整理研究的重要性、艰巨性与复杂性，履行职责认真务实。专家组从书目确定、版本选择、点校、注释等各方面，为项目实施提供了强有力的专业指导。老一辈专家的学术水平和智慧，是项目成功的重要保证。项目承担单位山东中医药大学、南京中医药大学、上海中医药大学、福建中医药大学、浙江省中医药研究院、陕西省中医药研究院、河南省中医药研究院、辽宁中医药大学、成都中医药大学及所在省市中医药管理部门精心组织，充分发挥区域间互补协作的优势，并得到承担项目出版工作的中国中医药出版社大力配合，全面推进中医药古籍保护与利用网络体系的构建和人才队伍建设，使一批有志于中医学术传承与古籍整理工作的人才凝聚在一起，研究队伍日益壮大，研究水平不断提高。

本着"抢救、保护、发掘、利用"的理念，该项目重点选择近60年未曾出版的重要古医籍，综合考虑所选古籍的保护价值、学术价值和实用价值。400余种中医药古籍涵盖了医经、基础理论、诊法、伤寒金匮、温病、本草、方书、内科、外科、女科、儿科、伤科、眼科、咽喉口齿、针灸推拿、养生、医案医话医论、医史、临证综合等门类，跨越唐、宋、金元、明以迄清末。全部古籍均按照项目办公室组织完成的行业标准《中医古籍整理规范》及《中医药古籍整理细则》进行整理校注，绝大多数中医药古籍是第一次校注出版，一批孤本、稿本、抄本更是首次整理面世。对一些重要学术问题的研究成果，则集中收录于各书的"校注说明"或"校注后记"中。

"既出书又出人"是本项目追求的目标。近年来，中医药古籍整理工作形势严峻，老一辈逐渐退出，新一代普遍存在整理研究古籍的经验不足、专业思想不坚定等问题，使中医古籍整理面临人才流失严重、青黄不接的局面。通过本项目实施，搭建平台，完善机制，培养队伍，提升能力，经过近5年的建设，锻炼了一批优秀人才，老中青三代齐聚一堂，有效地稳定了研究队伍，为中医药古籍整理工作的开展和中医文化与学术的传承提供必备的知识和人才储备。

本项目的实施与《中国古医籍整理丛书》的出版，对于加强中医药古籍文献研究队伍建设、建立古籍研究平台，提高古籍整理水平均具有积极的推动作用，对弘扬我国优秀传统文化，推进中医药继承创新，进一步发挥中医药服务民众的养生保健与防病治病作用将产生深远影响。

第九届、第十届全国人大常委会副委员长许嘉璐先生，国家卫生计生委副主任、国家中医药管理局局长、中华中医药学会会长王国强先生，我国著名医史文献专家、中国中医科学院马继兴先生在百忙之中为丛书作序，我们深表敬意和感谢。

由于参与校注整理工作的人员较多，水平不一，诸多方面尚未臻完善，希望专家、读者不吝赐教。

国家中医药管理局中医药古籍保护与利用能力建设项目办公室
二〇一四年十二月

许 序

"中医"之名立，迄今不逾百年，所以冠以"中"字者，以别于"洋"与"西"也。慎思之，明辨之，斯名之出，无奈耳，或亦时人不甘泯没而特标其犹在之举也。

前此，祖传医术（今世方称为"学"）绵延数千载，救民无数；华夏屡遭时疫，皆仰之以度困厄。中华民族之未如印第安遭染殖民者所携疾病而族灭者，中医之功也。

医兴则国兴，国强则医强。百年运衰，岂但国土肢解，五千年文明亦不得全，非遭泯灭，即蒙冤扭曲。西方医学以其捷便速效，始则为传教之利器，继则以"科学"之冕畅行于中华。中医虽为内外所夹击，斥之为蒙昧，为伪医，然四亿同胞衣食不保，得获西医之益者甚寡，中医犹为人民之所赖。虽然，中国医学日益陵替，乃不可免，势使之然也。呜呼！覆巢之下安有完卵？

嗣后，国家新生，中医旋即得以重振，与西医并举，探寻结合之路。今也，中华诸多文化，自民俗、礼仪、工艺、戏曲、历史、文学，以至伦理、信仰，皆渐复起，中国医学之兴乃属必然。

迄今中医犹为国家医疗系统之辅，城市尤甚。何哉？盖一则西医赖声、光、电技术而于20世纪发展极速，中医则难见其进。二则国人惊羡西医之"立竿见影"，遂以为其事事胜于中医。然西医已自觉将入绝境：其若干医法正负效应相若，甚或负远逾于正；研究医理者，渐知人乃一整体，心、身非如中世纪所认定为二对立物，且人体亦非宇宙之中心，仅为其一小单位，与宇宙万象万物息息相关。认识至此，其已向中国医学之理念"靠拢"矣，虽彼未必知中国医学何如也。唯其不知中国医理何如，纯由其实践而有所悟，益以证中国之认识人体不为伪，亦不为玄虚。然国人知此趋向者，几人？

国医欲再现宋明清高峰，成国中主流医学，则一须继承，一须创新。继承则必深研原典，激清汰浊，复吸纳西医及我藏、蒙、维、回、苗、彝诸民族医术之精华；创新之道，在于今之科技，既用其器，亦参照其道，反思己之医理，审问之，笃行之，深化之，普及之，于普及中认知人体及环境古今之异，以建成当代国医理论。欲达于斯境，或需百年欤？予恐西医既已醒悟，若加力吸收中医精粹，促中医西医深度结合，形成21世纪之新医学，届时"制高点"将在何方？国人于此转折之机，能不忧虑而奋力乎？

予所谓深研之原典，非指一二习见之书、千古权威之作；就医界整体言之，所传所承自应为医籍之全部。盖后世名医所著，乃其秉诸前人所述，总结终生行医用药经验所得，自当已成今世、后世之要籍。

盛世修典，信然。盖典籍得修，方可言传言承。虽前此50余载已启医籍整理、出版之役，惜旋即中辍。阅20载再兴整理、出版之潮，世所罕见之要籍千余部陆续问世，洋洋大观。

今复有"中医药古籍保护与利用能力建设"之工程，集九省市专家，历经五载，董理出版自唐迄清医籍，都400余种，凡中医之基础医理、伤寒、温病及各科诊治、医案医话、推拿本草，俱涵盖之。

噫！璐既知此，能不胜其悦乎？汇集刻印医籍，自古有之，然孰与今世之盛且精也！自今而后，中国医家及患者，得览斯典，当于前人益敬而畏之矣。中华民族之屡经灾难而益蕃，乃至未来之永续，端赖之也，自今以往岂可不后出转精乎？典籍既蜂出矣，余则有望于来者。

谨序。

第九届、十届全国人大常委会副委员长

许嘉璐

二〇一四年冬

王 序

　　中医学是中华民族在长期生产生活实践中，在与疾病作斗争中逐步形成并不断丰富发展的医学科学，是中国古代科学的瑰宝，为中华民族的繁衍昌盛作出了巨大贡献，对世界文明进步产生了积极影响。时至今日，中医学作为我国医学的特色和重要医药卫生资源，与西医学相互补充、相互促进、协调发展，共同担负着维护和促进人民健康的任务，已成为我国医药卫生事业的重要特征和显著优势。

　　中医药古籍在存世的中华古籍中占有相当重要的比重，不仅是中医学术传承数千年最为重要的知识载体，也是中医为中华民族繁衍昌盛发挥重要作用的历史见证。中医药典籍不仅承载着中医的学术经验，而且蕴含着中华民族优秀的思想文化，凝聚着中华民族的聪明智慧，是祖先留给我们的宝贵物质财富和精神财富。加强对中医药古籍的保护与利用，既是中医学发展的需要，也是传承中华文化的迫切要求，更是历史赋予我们的责任。

　　2010 年，国家中医药管理局启动了中医药古籍保护与利用能力建设项目。这既是传承中医药的重要工程，也是弘扬优秀民族文化的重要举措，不仅能够全面推进中医药的有效继承和创新发展，为维护人民健康做出贡献，也能够彰显中华民族的璀璨文化，为实现中华民族伟大复兴的中国梦作出贡献。

相信这项工作一定能造福当今，嘉惠后世，福泽绵长。

国家卫生与计划生育委员会副主任

国家中医药管理局局长

中华中医药学会会长

王国强

二〇一四年十二月

马 序

　　新中国成立以来，党和国家高度重视中医药事业发展，重视古籍的保护、整理和研究工作。自 1958 年始，国务院先后成立了三届古籍整理出版规划小组，分别由齐燕铭、李一氓、匡亚明担任组长，主持制订了《整理和出版古籍十年规划（1962—1972）》《古籍整理出版规划（1982—1990）》《中国古籍整理出版十年规划和"八五"计划（1991—2000）》等，而第三次规划中医药古籍整理即纳入其中。1982 年 9 月，卫生部下发《1982—1990 年中医古籍整理出版规划》，1983 年 1 月，中医古籍整理出版办公室正式成立，保证了中医古籍整理出版规划的实施。2002 年 2 月，《国家古籍整理出版"十五"（2001—2005）重点规划》经新闻出版署和全国古籍整理出版规划领导小组批准，颁布实施。其后，又陆续制定了国家古籍整理出版"十一五"和"十二五"重点规划。国家财政多次立项支持中国中医科学院开展针对性中医药古籍抢救保护工作，文化部在中国中医科学院图书馆专门设立全国唯一的行业古籍保护中心，国家先后投入中医药古籍保护专项经费超过 3000 万元，影印抢救濒危珍、善、孤本中医古籍1640余种，开展了海外中医古籍目录调研和孤本回归工作。2010年，国家财政部、国家中医药管理局安排国家公共卫生专项资金，设立了"中医药古籍保护与利用能力建设项目"，这是继1982～1986年第一批、第二批重要中医药古籍整理之后的又一次大规模古籍整理工程，重点整理新中国成立后未曾出版的重要古籍，目标是形成并普及规范的通行本、传世本。

　　为保证项目的顺利实施，项目组特别成立了专家组，承担咨询和技术指导，以及古籍出版之前的审定工作。专家组中的许多成员虽逾古稀之年，但老骥伏枥，孜孜不倦，不仅对项目进行宏观指导和质量把关，更重要的是通过古籍整理，以老带新，言传身教，培养一批中医药古籍整理研究的后备人才，促进了中医药古籍保护和研究机构建设，全面提升了我国中医药古籍保护与利用能力。

　　作为项目组顾问之一，我深感中医药古籍保护、抢救与整理工作的重要性和紧迫性，也深知传承中医药古籍整理经验任重而道远。令人欣慰的是，在项目实施过程中，我看到了老中青三代的紧密衔接，看到了大家的坚持和努力，看到了年轻一代的成长。相信中医药古籍整理工作的将来会越来越好，中医药学的发展会越来越好。

　　欣喜之余，以是为序。

中国中医科学院研究员

马继兴

二〇一四年十二月

总目录

北 行 日 记

校注说明

　　《北行日记》系清代医家薛宝田撰。薛宝田（1815—1885），字心农（一作莘农），江苏省如皋县人。出身名医世家，少时随父在京读书，研习经史百家，后到浙江做官，一生中只做过鹾尹、县令等小吏。在仕途不得志的情况下，他禀承家学，攻读医书，公务之余，为百姓治病，终成江浙名医。清光绪六年（1880），经浙江巡抚谭钟麟举荐，进京为慈禧太后治病。返浙后，薛氏将诊病经过、往返途中及在京之所见所闻所论撰成《北行日记》一册。

　　据《中国中医古籍总目》记载，《北行日记》现存清光绪六年庚辰刻本。据考证，清刻本刊印时间著录为光绪六年有误，此书准确的刊印时间当为光绪八年（1882）。理由如下：《北行日记》正文前共 14 篇序，记时为光绪六年（庚辰）者 2 篇，记时为光绪七年（辛巳）者 7 篇，记时为光绪八年（壬午）者 2 篇（王景澄序署光绪八年壬午仲夏，丰绅泰序为光绪壬午初秋），未记时者 3 篇。又《北行日记》正文前有 8 位友人题词赠诗，其中杨振镐赠诗的第四首中有原注："丈归，即以日记出示。越一岁，付梓，复嘱题句……"薛宝田由京归浙的时间是光绪六年冬天，着手将北行日记整理成书，准备出版，当年先请惠年题写书名并作序，又请陈璛作序（惠年序与陈璛序均署"光绪六年仲冬"），过了一年多（其间又先后请多人赐序，署"光绪七年""光绪八年"）后才将整理好的书稿交付刻印。由此可见，《北行日记》刊刻的时间不可能是光绪六年。综合王、丰二序与杨诗之注，可以断定，此书刊印时间最早应在光绪八年初秋，最晚不会迟至光绪八年冬天。（因为到光绪八年冬天就不是"越一岁"了）。因此，《北行日记》刊刻的时间统以"光绪八年"较为合适。

另经考察发现，《北行日记》还有一个现代丛书本，即学苑出版社 2006 年出版的《历代日记丛抄》，《北行日记》被影印收录其中，据称其影录底本是"光绪七年刻本"，经勘比考证，此本与前述"光绪八年刻本"完全相同。至此，《北行日记》版本情况真相大白：《北行日记》只有一个刻本，即清光绪八年（壬午）刻本。《中国中医古籍总目》著录为"清光绪六年庚辰（1880）刻本"，是受该本内封斋谷惠年题书名所署"光绪六年仲冬"影响，未及细考该书其他诸序而误；《历代日记丛抄》本称"光绪七年本"，乃仅据前数篇序言记时，而未详察王、丰二序的时间与杨诗之注所记时间而误。

综上，《北行日记》现存清光绪八年壬午（1882）刻本，藏于中国中医科学院图书馆及上海中医药大学图书馆。另有 1985 年河南人民出版社排印本与 2006 年学苑出版社丛书（影印）本，据清光绪八年壬午（1882）刻本排印、影印。本次整理以光绪八年刻本为底本。

主要校注原则如下：

1. 改繁体字竖排为简体字横排，予以标点。

2. 底本中的异体字、俗字、古体字径改，不出校记。笔画相近致误者径改，不出校记。

3. 底本中提到与帝王、朝廷有关的名词时，用"上框抬头"与"框内提行"以表尊敬，现一律改为与其他文字相同的正常格式。底本中的小字注文，以小字排于正文后，不另出注。

4. 底本有序 14 篇及题词、诗等，皆按底本顺序排列。

5. 诗文中间有原书自注，以〔1〕〔2〕〔3〕……并小字随文排出。

6. 典故、名物及生僻字词等酌予注释。

谭钟麟序

　　光绪六年夏，慈禧皇太后圣体违和，征直省①良医。钟麟举薛莘农大使②、仲昴庭③训导④应诏。时莘农年七十矣，人皆以冒暑遄征⑤为虑，而莘农慷慨请行，钟麟甚壮之。当附轮舟入都，与诸医诊视，酌方调剂，未两月，圣躬大安。频叨恩赏，咸以为荣。

　　莘农归，以往返所纪，为《北行日记》。读之，觉忠爱之忱溢于楮墨⑥。夫君父有急，为臣子者赴火蹈汤所不顾，遑论远迩。徒以职守攸羁⑦，恋阙情殷，未由自达，得详慎精密勇往自效之士，以代将之，私衷欣幸为何耶！钟麟十三年前守杭州，即知莘农精医理。今观是编，议论崇闳⑧，诗律精细，经史百家，罔不讨究洞彻，固不藉医以显也。莘农以榷蹉⑨微员，一旦得趋跄殿陛，瞻宫

　　①　直省：指各省。因直属中央，故称。

　　②　大使：官名。原指奉帝王之命行事的临时使节，后多指奉命出巡的大臣，或指事务官。

　　③　仲昴庭：仲学辂，字昴庭，清末钱塘（今浙江杭州）人，浙江名医。以举人任淳安县教谕。为钱塘医派后期的重要代表人物。光绪六年（1880）七月与薛宝田同征入京，为慈禧治病。归而主浙江官医局。仿张志聪《本草崇原》体例辑有《本草崇原集说》。

　　④　训导：又称教谕。学官名。明清府、州、县儒学的辅助教职。

　　⑤　遄（chuán 船）征：迅速赶路。

　　⑥　楮（chǔ 楚）墨：纸和墨。也指诗文书画。楮，树名，树皮可以造纸，常做纸的代称。

　　⑦　攸羁：所牵绊。攸，所。羁，系，束缚，拘束。

　　⑧　崇闳（hōng 红）：高大宏伟。闳，宏大。

　　⑨　榷蹉（quècuó 却矬）：管理盐务。榷，专营，专卖。蹉，盐的别名。

府之尊严，饫①上方之珍品，所遇可谓奇矣。其暑往寒归，涉惊涛骇浪中，而吟咏自适，几忘其为高年远役者，亦其忠爱之一念发于不自觉也夫，岂强之使然耶？读是编者，可以感矣。

茶陵②谭钟麟谨识

---

① 饫（yù 玉）：饱食。此指享食，享用。
② 茶陵：地名。今湖南省茶陵县。在株洲市东南，邻接江西省。

德馨序

　　皇帝龙飞①之六年，太岁在上章执徐②，予承宣浙江。是夏六月，奉上谕，以慈禧皇太后圣躬不豫，令直省各督抚择精通医理者，具疏奏进。时浙抚茶陵尚书谭公钟麟也，咨诹③考核，慎难其人，持审者久之。予进而言曰："浙江，东南一大都会，文物为海内最，输纳居天下先。人材辈出，争鸣于时，即艺术方技，代有传人。今后时不举，将无以为四国光也。"公曰："是固然矣。然闻之：肱不三折，不良于医；医不三世，不服其药。顾安得仓公扁鹊其人者，克肩斯任乎？"予曰："浙江旧仿宋惠民和剂例，设医局于运司署立本堂，主其事者，为薛嵯尹宝田。其人吏而文，医而儒，切脉既真，临诊亦夥，前院司皆倚重之，宜若可使。"或曰："薛尹诚良医，然年几七十矣。今时方溽暑，应急征，将附轮船，以期速达。炎歊④载道，风波骇人，高年远役，或疲津梁⑤。加以禁御森严，天威咫尺，京朝官少壮而久次者趋承其间，犹震蹈而失其常度，薛尹既迈，或病⑥未能。"予曰："不然。予观薛尹之

---

　　① 龙飞：指帝王的兴起或即位。此指光绪帝即位。《易·乾》："飞龙在天，利见大人。"孔颖达疏："若圣人有龙德，飞腾而居天位。"

　　② 上章执徐：按《尔雅·释天》所载岁阳岁阴纪年法，上章为"庚"，执徐为"辰"，即光绪六年庚辰（1880）。

　　③ 咨诹（zōu 邹）：咨询商议。

　　④ 歊（xiāo 消）：炎热。

　　⑤ 津梁：渡口和桥梁。指行程。

　　⑥ 病：担心，忧虑。《论语·卫灵公》："君子病无能焉。"

为人也，清瞳①而火色，鹤发而洪声，步履闲捷，周旋中规。偶与之言吏治，问民瘼，则举要择言，悉洞窍郤②。是其所养者充，必其所见者大，决不惮于此行。"遂以语君。君曰："君父有急，正为臣子者致身竭力之时。医术小道，某肄习于此垂五十年，蠡勺管窥之见，冀有以纾宵衣旰食之忧，且廉将军、马伏波③独何人哉！"予喜，为力言于谭公，遂定。计以君应，而仲广文④学辂副之。君家世知医，赠公⑤银查先生著称辇下⑥。君少时随侍，及就试，常往来都门。比改⑦外，久次江浙，人地已疏。又上方供奉，门禁威仪，虑非所素习。乃为致书于广绍彭尚书、怀绍先太仆⑧暨内务府诸友人，丐其指挥而扶进之。并遣一介辅之以行。七月十三日首涂⑨，旋君书来，知八月朔抵京，纪纲为定居于贤良祠。太医院考验后，召见请脉，时直省保荐薛抚屏观察⑩等八人，先后投到，公议立方。翌日，内务府大臣传有"浙江巡抚谭所荐医生看脉立

---

① 清瞳：亦作"清庐"，眼珠明亮，黑白分明。瞳，瞳仁。
② 郤：原作"却"，据文义改。
③ 马伏波：东汉马援，字文渊，扶风茂陵（今陕西兴平东北）人，被光武帝任命为伏波将军，率军南下，平定交趾的反叛。
④ 广文：教官的代称。唐天宝九年设广文馆。设博士、助教等职，主持国学。明清时因称教官为"广文"，亦作"广文先生"。
⑤ 赠公：官员之父祖的尊称。亦称赠君。
⑥ 辇下："辇毂下"的省称，犹言在皇帝车舆之下，代指京城。
⑦ 改：另行；改任。
⑧ 太仆：古代官名。掌管皇帝的车马和马政。春秋时代开始设置，一直延续到清末。
⑨ 首涂：亦作首途，上路，启程。
⑩ 观察：官名。清代用作对道员的尊称。

方均尚妥"之旨。嗣阅邸抄①，见两月来圣母日就康强，将报大安，而君亦以十月二十一日回省销差。询知请脉十五次，立方二十余，应直四十四日，往返都九十八日。梯杭②万里，葛往裘归，将命驰驱，幸无陨越。予所以誉奖之者良至，令就休沐。不数日，即以《北行日记》视予。举凡程途之阅历，僙直③之勤劳，宫廷之专对，恩赉之优隆，以及殿陛规模，搢绅④晋接，备著于篇。又复退食委蛇，从容暇豫。说经有据，见物能名，史综三长，诗胪八采，尤见君之学有本根，辞无枝叶。固不徒以医显。然既以医论，悬壶市中，抱璞牖下，扼腕闷世。灵胎笑人者何限，而君独浮沉掾曹⑤之中，辉煌剡牍⑥之上。禁方登于玉箧⑦，名姓达于彤扉⑧，洵可谓游艺之美谈，而极人生之荣遇矣。羌是行也，荐贤应辟，予实发轫⑨于先；说士遗书，

---

① 邸抄：亦作邸钞，即邸报。古代地方长官在京师设邸，邸中传抄诏令、奏章等报于诸藩，故称。

② 梯杭：亦作梯航。为"梯山航海"的省语，谓长途跋涉。

③ 僙（bào抱）直：亦作"僙值"。古代官吏在官府连日值宿。

④ 搢绅：同"缙绅"。古代称有官职或做过官的人。

⑤ 掾（yuàn院）曹：古代分曹治事的属吏。掾，佐助。后作为副官佐，属官的通称。

⑥ 剡（shàn善）牍：公牍，公文。剡溪出古藤，可造纸，称剡溪纸、剡纸，负盛名。古时公文书写多用剡溪纸，故称公牍为剡牍。

⑦ 玉箧（qiè妾）：玉饰的小箱。此指内官的书箱。

⑧ 彤扉：朱红色的门，此处指代宫廷。

⑨ 发轫：拿掉支住车轮的木头，使车前进，借指出发，启程。又喻事物的开端。轫，垫在车轮下的木头。

予又推毂①于后。卒能材收药笼，报补涓埃。尺木登云②，君方深知己感恩之雅；重光复旦，予亦忝以人事君之忠。爰缀厓略，弁诸简端。

长白德馨谨识

① 推毂（gǔ 股）：助人推车，使之前进。比喻助人成事，或举荐人才。毂，车轮中穿轴承辐的部分，借指车。
② 尺木登云：古时相传龙要凭木才能升天，此喻薛宝田赖有德馨之荐才得以入宫为慈禧诊病。

孙家谷序

　　《北行日记》，薛先生心农于役京华纪事之文也。初，慈禧皇太后疾，弗豫，诏征天下医。封圻重臣①视如和缓者进。先生官于浙，与焉。阅三月有奇，更方几二十余，而皇太后安。闻五季②时有薛伯宗③者，能攻膝理，砭膏肓，先生岂其苗裔与？还自都，录所经以为记。起居必记，服食必记，一酬一唱必记，一报一畓④必记，纤悉具备，亦云详矣。余陈枲⑤浙中，与之交稔熟，若赵婴齐之于扁鹊公⑥，因得都全帙而读之。夫钩脉五行者，必先探原六艺，先生为梅苑赠公后，三折肱固家学。然于河洛⑦有辨，于匏瓠有证⑧，于《三传》⑨得失有评，且旁涉汉晋，抒发词藻，非格物致知，何以跻此。时珍复起，把臂订盟。供禁掖，伴直庐⑩，天宠攸加，亦固其所。下民方

---

　　① 封圻（qí 齐）重臣：指封疆大吏。
　　② 五季：即"五代"，包括后梁、后唐、后晋、后汉、后周。
　　③ 薛伯宗：《南史·薛伯宗传》记载"时又有薛伯宗善徙痈疽，公孙泰患背，伯宗为气封之，徙置斋前柳树上。"
　　④ 畓（dá 达）：同"答"。《集韵·合韵》："答，古作畓。"
　　⑤ 陈枲（niè 涅）：张布刑法。此借指任司法官职。枲，法度。
　　⑥ 赵婴齐之于扁鹊公：《列子》卷五《汤问》记载扁鹊易鲁公扈、赵婴齐之心。此处借指两人互相熟悉信任。
　　⑦ 河洛：黄河与洛水的并称。此指河图洛书。
　　⑧ 匏瓠（páohù 袍户）有证：指具有名物考证的能力。匏、瓠，两种蔓生葫类，形相似而实不同。匏短颈大腹，味苦不可食；瓠长颈小腹，味甘可食。
　　⑨ 三传：指《春秋三传》，《左传》《公羊传》《谷梁传》。
　　⑩ 直庐：旧时侍臣值宿之处。

瘝，君其苏之。盖积之为道德华，充之即恫瘝①心也。后之览者，或有取于斯言。

光绪七年岁次重光大荒落②季冬之月
浙江提刑使者孙家谷拜叙于柏署③存素堂

---

① 恫瘝（tōngguān 通关）：人民的病痛、疾苦。
② 重光大荒落：岁阳岁阴纪年法之辛巳年，光绪七年（1881）。
③ 柏署：御史官署的别称。

惠年序

　　光绪庚辰夏，惠年以湖南盐道俸满，膺计典①入都展
觐。维时慈禧皇太后圣躬违豫，诏各省疆臣征医。于是浙
抚谭中丞疏举薛心农醆尹、仲昂庭学博②以应。时惠年在
都，晤孚伯兰农部，谓心农于诗、古文、词均诣精奥，敦
品立行，古道可风，医特其一端耳。会惠年奉命视醆两
浙，亟思一晤心农。缘程限迫不及待，由潞河鼓棹津沽，
而心农已从陆路入都，彼此舟车相左。既抵浙，旋闻长春
宫③已报大安，诸医蒙赏赍有差。冬十月，心农返，始获
晤，言相见恨晚。出所著《北行日记》一卷相示，举凡仰
皇居之壮，饫大官之珍，泛沧海波涛，交当世贤俊，以及
论医、论诗、论经史疑义，历历备载。始知其才识宏远，
学有本源，而后叹向之称心农者，为信而有征也。方今圣
躬康泰，宵旰忧勤，一如曩日，则当时之应诏者，咸与有
荣焉。然则，见之记载，形诸咏歌，志一时遭际之隆，而
铭恩于不朽者，固不仅以著述传美艺林已也。

光绪六年仲冬斋谷惠年谨识

---

　　①　计典：古代对官吏三年考绩的大计之典。
　　②　学博：唐制，府郡置经学博士各一人，掌以五经教授学生。后泛称
学官为学博。
　　③　长春宫：慈禧所居宫殿。此指代慈禧。

如山序

往岁予官浙江，得与心农薛先生交最契。先生怀才不暴，绩学有征，而尤旁通医理。公余接谈，落落有古人风，心折久之。恒惜其不遇于才，不遇于学，而独以医见知于当道。所谓去其液而存其肤者，非耶？庚辰秋，适长春宫欠安，有饬直省督抚保荐医生之诏，浙中以先生应焉。渡重洋，达帝阍，其间往来，取道津门，旧雨重逢，不忍别去。盖先生以医贡朝廷，遇之荣矣。予固知先生不必以医见长，自有其才其学在，医特其小焉者也。乃以小焉者倾动一时，先生之医，殆登轩帝之堂，而入越人之室欤。今年夏，哲嗣子白大令①襄漕过津，出先生手著《北行日记》见视，属序于予。予披读一过，论症制方，必有心得，门外汉不敢妄参末议。至帙中斟经酌史，含宫咀商②，益信先生之才之学蕴蓄者深。出其绪余，而以医周旋世故者也。谓非先生之遇而不遇也耶！它日子白政成报最③，乐养天年，杖履优游，期颐可祝。予亦垂垂老矣，一官匏系④，无裨于时。天涯知己，何日得于六桥三竺⑤

---

① 大令：古时对县官的敬称。

② 含宫咀商：同"含商咀徵"，指欣赏优美的乐曲，沉浸于其中。"宫""商""徵"都是中国古乐中的音阶名。此指钻研学问。

③ 报最：犹举最。旧时长官考察下属，把政绩最好的列名报告朝廷。

④ 匏（páo袍）系：匏苦而不能食，只可系于腰间以汲水。喻指无用之物。

⑤ 六桥三竺：泛指杭州湖山胜景。六桥，指西湖外湖苏堤上的映波、锁澜、望山、压堤、东浦、跨虹等六桥。亦指西湖里湖的环璧、流金、卧龙、隐秀、景行、濬源等六桥。三竺，杭州灵隐山飞来峰东南的天竺山，有上天竺、中天竺、下天竺三座寺院，合称"三天竺"，简称"三竺"。

间，一尊话旧，驲梅梁月之感①，其能已乎。时在光绪七年辛巳七月。

满洲如山寿南甫识于长芦②醦署

---

①　驲（rì日）梅梁月之感：表达对友人的思念之情。驲梅，出自南朝宋时陆凯寄友人诗"折梅逢驲使，寄于陇头人。江南无所有，聊赠一枝春。"驲，古代驿站专用的车，后亦指驿马。梁月，出自杜甫诗《梦李白》"落月满屋梁，犹疑见颜色。"

②　长芦：指长芦盐场，位于河北省与天津市的渤海沿岸。

何兆瀛序

　　余昔居京师，以忘年之交，得侍银查薛丈①。丈医学之精，是所谓洞见垣一方人者，活人无算，名满辇毂间。至文章道德，见重一时，尤医而儒者也。余因师事丈，受教者有年。其时，公子心农学博司铎②上元，恒于邮寄中得读其诗文，知其胎息先正，而未知其精于医。岁戊辰，心农以纲官③待补来浙，于是朝夕晤言，尽窥其所学。其精于医而能活人，亦与丈无异，益信丈之教泽远且长，而心农诚无愧名父之子。昨岁以医承诏入都，宫廷大安，得谕回浙，出其《北行日记》一卷。读之，纪程之作即纪恩之作。笔意简洁，以文论亦佳制也。余老矣，回忆侍丈论文谈艺时，已遥遥四十年前事矣。今心农亦老，而气体之盛犹如少壮。以视余之萧衰，相去奚啻霄壤耶！所冀惠我刀圭，扶持老友，俾得长共文宴④，不其幸欤！

光绪七年冬月金陵兄何兆瀛时年七十有三

---

　　① 银查薛丈：指薛宝田之父薛银查。

　　② 司铎（duó 夺）：谓掌管文教。铎，以木为舌的铜质大铃。相传古代宣布教化者必摇木铎以聚众。

　　③ 纲官：指州郡主簿。

　　④ 文宴：赋诗论文的宴会。

丰绅泰序

余于庚辰初秋，奉命分巡来浙。维时适以长春宫慈恙，征直省名医。心农薛君以嵯尹仕隐于浙，遂应其选，寅僚①中啧啧称道。心仪已久，然初未之识也。待其归，始获睹丰采，恨相见晚。偶以疾邀诊，辄应手效。因出其《北行日记》，则见鸿文弁首，巨制已多，为赋七言律以志钦挹②，而心农更属为序。余维上医医国，其次医人，心农博极群书，蔚为儒宗，顾以医国之手，小试医人之技，而卒以医人之效，竟成医国之名。异日，史官且大书曰：某年月，皇太后有疾，诏征天下名医，入诊旋愈。则是役也，讵非千载一时之盛哉！至于遇而不遇，心农固不以爵赏撄心耳。是为序。

光绪壬午③初秋长白丰绅泰识

---

① 寅僚：同僚。
② 钦挹：钦佩推崇。挹，通"揖"。
③ 光绪壬午：光绪八年（1882）。

王景澄序

薛莘农司马①，予廿年来旧交也。先世科名仕宦，传江左，而医学尤邃。莘农以上元学博，改浙江磋尹，洊擢②今职。其学于经史诸家，皆能讨究。凡所辨证，悉中肯綮。工于诗，兼精于医。虽承家学而自有心得，所谓洞见症结，能窥轩岐之秘者。杭州士大夫俱重之。光绪六年夏，慈禧皇太后圣体违和，征外省良医，中丞谭公以莘农与仲昴庭学博同应诏。至京后，斟酌进方。逾月，圣母大安。莘农奉谕回浙，因以北行所历，排次为日记。予读之，窃庆其际遇之隆，而羡其精神才力尤不可及也。方莘农启行，时值盛暑，年几七十矣，乃经沧海、涉鸿涛，平如几席。在京供奉，戴星入直，不遑安处。非但礼仪无愆，而且奏对合度，方剂合宜。公余犹应酬吟咏，与都门诸名公过从，翛翛然③有超群拔俗之致。不但医之高也，若夫礼遇之荣、宴锡④之宠、圣恩优渥逮及远臣，更为一时嘉话。是役也，乌可以不志？莘农之才与学，岂仅以医名者？医特其绪余耳。他日，令嗣子白大令循良报最，与斯民共登仁寿，是又推广莘农恫瘝在抱之心，以流庆于靡

---

① 司马：明清士大夫雅称同知为司马。
② 洊（jiàn 见）擢：荐举提拔。
③ 翛（xiāo 消）翛然：无拘无束、自由自在的样子。
④ 锡：通"赐"，给予，赐给。

穷者。是编当备艺文之选，与《日录》① 《日谱》② 并传，尤士林中所先睹为快者矣。因叙梗概并系以诗：

奉诏趋云陛，恩承紫殿前。

学从和缓得，才并李韩传[1]。

天语垂询屡，人间嘉话全。

乘槎来往捷，儒吏亦诗仙。

[1] 君诗与青莲、昌黎一派相近。

光绪八年壬午仲夏萍川王景澄撰并书

① 日录：南宋楼钥《北行日录》。
② 日谱：明代金日升《北行日谱》。

唐树森序

昔范文正公云：不为良相，当为良医。盖相者，调元赞化，出入阙廷，分也。若良医挟其青囊之术，以活人为心，或抵掌①华屋，或促膝蓬檐，按脉审方，切理餍心，如是而已。至于天家之有疾，病则有太医掌之，犹仿《周官》②医师隶于冢宰③遗意。若盲左④所载晋之求医于秦，《吕氏春秋》齐之求医于宋，列国之事，未尝见于昭代⑤也。今窃为薛心农醴尹之遭遇异焉。心农以明经司铎上元者有年，家世青缃⑥，学有根柢，兼承遗教，业岐黄。中年改官盐曹，备员两浙，医道盛鸣于时，杭州士大夫争器之。乃者，慈禧皇太后圣躬违和，太医罔效，于是从宝竹坡⑦学士之请，征医于外省。直隶、山西、江南、湖北，均有应征入者。浙江中丞则举薛宝田、仲学辂以应。心农时年已七十，自揣衰迈，退然⑧如不胜。只因上官催迫登程，同僚从旁怂恿，乃航海北上。阅三月而旋。归之日，

---

① 抵掌：击掌，比喻高兴。
② 周官：指《周礼·天官》。
③ 冢宰：周朝官名，为六卿之首，亦称太宰。
④ 盲左：春秋鲁国太史左丘明双目失明，故称盲左。
⑤ 昭代：政治清明的朝代。此指清朝。
⑥ 青缃：古代常用青、黄色布帛作书衣、封套。因用以指书籍、画卷等。此代指书香门第。缃，浅黄色的帛。
⑦ 宝竹坡：宝廷（1840—1890），初名宝贤，字少溪，号竹坡，晚年自号偶斋。爱新觉罗氏，和硕郑亲王直系后裔。同治七年（1868）进士，选庶吉士，授编修，累迁侍读，为当时诗坛领袖。
⑧ 退然：柔弱。

出《北行日记》一卷相示。余披阅之，登程有记，入都有记，入宫请脉有记，赐膳赐茶有记，归程有记，旁及论经、论史，娓娓不倦。一名一物，纪韵必周。盖精神满腹，心农诚不老也。考日记，见于《新序》①。其后，宋楼钥有《北行日录》。明金日升为宋文学作《北行日谱》。兹之日记，虽未必如二书所关之重，第藉以纪异数，迓祥光，亦足多矣。《书》曰："一人有庆，兆民赖之。"方今圣躬正报大安，帝省稍纾殷惕，太和翔洽，不尤为天下臣民之庆幸哉？信乎！医之功不在良相之下矣。是为序。

光绪七年岁次辛巳孟秋月湘西唐树森艺农氏谨撰

---

① 新序：西汉刘向撰，原为三十卷，至北宋初仅存十卷。采舜、禹时代至汉之史事、传说，分类编纂，所记史事与《左传》《战国策》《史记》多有出入。

余本愚序

心农嵯尹，以《北行日记》见示。展诵一过，备极详明。如纪趋应内廷各则，觉从唐人早朝应制诸篇外，别饶藻缋①，眼界一新。至写皇都富丽，渤澥②汪洋，北马南船，晓风残月，诗情画意，历历如在目前，皆纪实也。心农此行，当未捧檄之前，颇以迟暮为畏。经予力劝，乃于大府③前毅然请行。今果太后报安，中外欢忭，心农复躩铄言旋。予于是篇故亦乐为赘数语。

海阳余本愚

---

① 藻缋（huì 会）：同"藻绘"，指彩色的绣纹，错杂华丽的色彩。此指文辞、文采。

② 渤澥（xiè 泻）：渤海。

③ 大府：明清时对总督、巡抚的称呼。

黄彬序

今上嗣位之六年，慈禧端佑康颐昭豫庄诚皇太后忧勤感疾，诏征天下名医。浙抚部①谭公钟麟，孺念殷殷，慎重其选，以薛礳尹宝田、仲司谕学辂应诏。二公，儒而医者也。薛公年最高，与彬交亦最笃。今夏，彬抱微疴，时相过从，因出《北行日记》见示，且属为序。受而读之，喜其垂老之年，有以副抚部之知，而忘侍疾之劳也。不揣谫陋，爰赘以言。公负博雅才，以先世名医傅其学。其筮仕②浙中，非欲以医名也。浙士大夫知之者，多方要之，每迫于义不获已。久之，大府设官医局，以公主之。傫然来者踵相接，公一一诊治，奏效速于置邮。今偕仲君航海入都，日与薛、程、王、马、赵、连诸君轮班请脉。懿旨褒嘉，赏赉优渥。慈躬康复，始奉谕言旋。是役也往返计百余日，敬谨从事，不敢告劳。如天之福，皇太后康强逾昔，延万世无疆之庥③。而公之能医，且名满天下。公岂仅以医名乎？夫使公终不知医，出其绪余，与斯世斯人相角逐，吾知必有合焉。又或所如不合，亦将深造自得，著书立说，成一家言。而乃徒以挟越人术④，仆仆终老，不

---

① 抚部：巡抚的别称。
② 筮（shì 士）仕：指初出做官。
③ 庥（xiū 休）：庇荫，保护。
④ 越人术：医术。越人，即扁鹊，又称秦越人，为春秋战国时期著名医家。

获展平生所蕴，盖不禁为之惜之。公之名几几①以医掩矣。虽然，古今来名公巨卿，其政事文章，卓然表见，而或以书画，或以技艺，当时不免小道目之，后人夷考生平，于焉论定，终不以一技毕其所长。朱子《小学笺注》谓孙思邈为名进士，不以知医遂贬为末流，有旨哉！今读大记，叙次雅洁，笔力健举，论古说今，疏证明确，古近体诸诗，炼冶超心，深得前贤三昧，所学足见一斑。是公之名终不得而掩也。闻之范文正公微时，语其友曰："吾读书学道，要为宰辅，得时行道，可以活天下人之命；时不我与，则读黄帝书，深究医家奥旨，是亦可以活人也。"公今者精神强固，哲嗣子白大令秉承庭训，官阶日隆隆②。上天更假以大年，怡情就养，日徜徉于六桥三竺间，益竟其利济之怀，悉跻斯人于仁寿。即仅仅以医言之，未始不可与良相比隆也，不其懿欤。

光绪七年岁次辛巳仲秋月南昌黄彬顿首拜撰

---

① 几几：犹几乎。
② 隆：疑为衍文。

陈璚序

　　皇上御极之六年六月，慈禧皇太后圣躬不豫，诏征天下医士，一时应诏入都者八人。心农薛大令与焉，以浙抚谭文卿中丞荐也。心农旋浙，著《北行日记》。因与璚交相契，邮寄属序，弗获辞。时璚权守秀州①，公余庄诵，备仰圣母锡赉之优，宫阙矞皇②之制，以及海波浩瀚，风土琐屑，朋侪聚散，一觞一咏，莫不笔之于书。吁！心农之遇奇矣！心农之遇而不遇更可慨矣！夫心农，绩学士也，工诗、古文、词，尤精医，能世其家学，于岐黄诸书，无不得其秘奥。尝谓：古人云"不为良相，当为良医"，治国治人，其理一也。以心农之学之才，使其翔步木天③，置身通显，入掌丝纶④，出拥节钺⑤，君明臣良，极千载一时之遇，斯可以大展其抱负矣。乃一领青衿⑥，

---

　　① 秀州：州名。包括旧嘉兴府（除海宁外的今嘉兴地区）与旧松江府（今上海市的吴淞江以南部分）。是唐代苏州府的一部分，后晋高祖天福五年（940），因吴越王钱元瓘之奏请，分苏州置秀州，领嘉兴、海盐、华亭、崇德四县。

　　② 矞（yù 遇）皇：辉煌，光辉。

　　③ 木天：指翰林院。清·钮琇《觚賸续编·傅征君》："是年应试中选者，俱授翰林院检讨。然其人各以文学自负，又复落拓不羁，与科第进者前后相轧，疑谤旋生，多不能久于其位。数年以后，鸿儒扫迹于木天矣。"

　　④ 丝纶（guān 关）：《礼记·缁衣》："王言如丝，其出如纶。"孔颖达疏："王言初出，微细如丝，及其行于外，言更渐大，如似纶也。"纶，青丝编织成的绶带。后因称帝王诏书为"丝纶"。

　　⑤ 节钺：符节和斧钺。古代帝王授予将帅、官员象征权力的标志。

　　⑥ 青衿：青色交领的长衫。古代学子和明清秀才的常服。借指学子，明清亦指秀才。

暂尝苜蓿①，改官艖使，进秩大令，虽浙中大府寅寮咸器重之，而郁郁不得志者已五十年。其不得志者，实其未有所遇也。今心农老矣，幸以名医士应诏，得历禁御，膺恩赉，涉越重洋，波澜雄阔，一吐其平生抑塞磊落之气，可谓壮哉！遇亦奇矣！仰荷昊苍，眷佑圣母大安。同时供奉内廷，邀爵赏者二人，心农弗获与焉。遇而不遇，不又可慨与？虽然，天下至广也，人材至众也，遇而不遇者，非独心农一人已也。读是记者，亦唯奇其遇焉，斯可已。是为序。

光绪六年嘉平②月望日郁平陈璛撰书于嘉禾郡斋之澄心室

①　苜蓿：又称怀风草、光风草、连枝草。此喻地位卑下。
②　嘉平：农历十二月的别称。

俞樾序

　　光绪六年，慈禧皇太后以宵旰勤劳，有尧癯舜霉①之疾，诏征天下通知医术者，咸诣阙下。而浙江巡抚谭公，以君与淳安教谕仲君应诏书。君乃偕仲君于七月己卯首涂，逮十月丙辰还浙江，首尾九十有八日。其中间于八月壬寅，恭诣长春宫起居，逮九月甲申，奉懿旨赐归，首尾四十有三日。此四十三日中，辨色②而入，日旰而归，在他人处，此真所谓自朝至于日中昃，不遑暇食者矣。岂广厦细旃③之上可以从容偃息，仰屋梁而著书哉？乃读君《北行日记》一卷，又何其斐然而成章也！夫文章家排日纪行，始于东汉马第伯④《封禅仪记》，而所记止登岱一事。其后，唐李习之⑤《南征记》、宋欧阳永叔《于役志》，所历较远，所记较详，然不过山程水驿间，聊志游迹而已。君之此记，则宫庭之壮丽，恩礼之优渥，与所交京师士大夫人物之瑰奇，无不备载。而又论医、论诗、论经史疑义，悉中肯綮。至其附载诸诗，或纪游，或咏古，

---

　　① 尧癯（qú 渠）舜霉：癯，瘦。霉，面垢黑。《淮南子·修务训》："尧瘦臞，舜徵（méi）黑。"后指帝王患疾。

　　② 辨色：黎明。谓天色将明，已能辨清东西的时候。《礼记·玉藻》："朝，辨色始入。"

　　③ 旃（zhān 沾）：同"毡"。

　　④ 马第伯：东汉光武帝时人，所撰《封禅仪记》是现存最早的游记作品。

　　⑤ 李习之：李翱，字习之。唐代哲学家、散文家，有《李习之先生文集》传世。

有他人支颐摇膝竟日不能得者，君以供奉之暇，矢口而成之。君之才自不可及，而君之精于医亦可见矣。不然，方惴惴焉切脉处方惧不得当，而能以余事作诗人哉？巡抚谭公以君应诏，诚知人，而君异日必以名医入国史《方伎传》。此一编也，亦必为《艺文志》所著录无疑矣。

时光绪七年岁在辛巳仲春月德清俞樾

许增序

光绪六年夏六月，心农先生以谭抚军荐，征诏北行，就予话别。越五月，先生奉命旋浙，复来就予，述川涂之修阻，海若①之安平，帝京人物之骈辏②，上及皇宫顾问，天府传餐，凡儒臣未有之殊施，先生皆得躬被其盛，且雍容条对，上惬圣慈。洎③乎奏报大安，四海同福，先生与有功焉。暇，出示《日记》，视所述尤详尽。予交先生且十四年，文字之饮，月或数集，或累月不见，见则必尽。其生平日就有道，以弸其鄙陋。其获教于先生，岂浅鲜哉！因缀数语，以志盛雅。

时辛巳十二月十四日仁和弟许增记

---

① 海若：传说中的海神。此指航海路程。
② 骈辏（piáncòu 便凑）：聚集。骈，两马并驾一车。辏，车轮上的辐条聚集到车轴。引申为聚集。
③ 洎（jì 记）：到，及。

丰绅泰题词

调梅尝草妙推移，卢扁声名动帝知。
本以活人兼活国，不为良相即良医。
扁舟海上来和缓，长乐宫中觐圣慈。
似此遭逢今古罕，迎年先颂一章诗。

长白丰绅泰云鹏

宗源翰题词

先生此去真医国，金马门前待诏趋。

难得人间和缓集，由来天上术参殊。

纪恩书要通儒读，应手功教薄海①苏。

几度归来探肘后，御炉熏透禁方无？

上元宗源翰湘文

---

① 薄海：泛指海内外广大地区。

孙传辰题词

沧海乘槎入帝京，廿年鸿迹感青萍。

儒珍待聘推医国，家学留传重诂经。

万里欣承天子诏，满朝争识老人星。

风波履涉凭忠信，河伯于今亦效灵[1]。

[1] 往来渡海，风不扬波。

长春殿里御烟香，珍馔朝朝赐上方。

宵旰独能窥圣虑，疮痍定卜慰民望。

归装轻减腰围瘦，老境安闲眉寿长。

燕浙有缘随杖履，升沉还欲问君房①。

寿州孙传辰伯元

---

① 君房：张君房，岳州安陆（今属湖北）人。宋代《道藏》总修校者。著作有《云笈七签》《乘异记》。

宗得福题词

灿灿医星映御街，几人盛事继灵胎。
久闻声誉传中禁，岂独文章羡上台①？
有诏侧求医国手，惟公兼擅补天才。
从今圣母加餐膳，福寿康宁颂九垓②。

上元宗得福载之

---

① 上台：比喻出任官职或开始掌权。
② 九垓：中央至八极之地，指全国各地。

杨振镐题词

俄传丹诏下廷臣，药笼征材庆得人。

济世几经名满播，荐贤非等例虚循。

本来官局开仍宋[1]，何待医家使自秦。

捧檄西风帆早挂，随班供奉拜长春。

[1] 宋时杭州置有惠民和剂各局，今莘丈亦奉委设局于运署右偏
以济贫病。

久闻扫叶著河东[1]，家学渊源案订同[2]。

身傍九霄瞻皓月[3]，业传三世绍清风。

内廷入直腰犹健，上苑游观眼欲空。

嘉果珍馐频拜赐，一时荣遇纪恩隆。

[1] 国朝薛一瓢征士善医，集名《扫叶山庄》。

[2] 明薛己著医案七十八卷。

[3] 丈在都，中秋对月有句云：九霄得傍今何幸。

海上乘槎胜策驹，雄词争赋木元虚。

况曾博览金题籍，不仅精参玉版书。

著述百家耽翰墨，往还万里历舟车。

苍颜白发增豪兴，同辈相看若个如。

都门祖饯设琼筵，朝士论交礼数偏。

别后儿孙音问慰，归来宾客笑谈联。

远驰北蓟①公无恙，近托东邻我有缘[1]。

多少离踪言不尽，还从行箧检新篇[2]。

[1] 时予寓居，与丈仅隔一墙，晨夕过从，殆无虚日。

[2] 丈归，即以《日记》出示。越一岁，付梓，复属题句。适茶
　　陵尚书将行，同人有《攀辕集》之刻。因叠其韵赋此。

钱塘杨振镐春浦

---

① 北蓟：指京城。蓟，县名，在天津市北部，邻接北京市和河北省。

黄福懋①题词

今代求仓扁，斯人副盛名。
禁方三世秘，吏隐一官轻。
待诏金门促，乘槎碧海行。
卷卷②忠爱意，采药陋徐生。

禁御森严地，传呼肃近臣。
朝仪知熟习，天语荷垂询。
仙灶求丹切，灵兰③访道频。
圣慈千万寿，旦暮慰枫宸④。

白首叨殊遇，朝贤得似无。
恩颁上林果，荣饫大官厨。
数典群才服，称诗异藻敷。
怪他方技传，从古少鸿儒。

---

① 懋：原作"楙"，据正文改。
② 卷（quán 拳）卷：同"拳拳"，诚挚貌。
③ 灵兰：传说为黄帝藏书室名。
④ 枫宸：帝王宫殿。宸，北辰所居，指帝王的殿庭。汉代宫庭多植枫树，故有此称。

忆昔抠衣①日，雄谈领下风。
心闲澄止水，饮剧吸长虹。
淮海钟奇气，湖山称寓公。
异时传著述，几辈奉南丰②。

仁和黄福懋松泉

---

① 抠衣：提起衣服前襟。古人迎趋时的动作，表示恭敬。
② 南丰：似指曾巩。曾巩，字子固，北宋文学家、诗人，建昌南丰人，世称"南丰先生"。

吴唐林诗

薛莘农先生以《北行日记》属题，成五律二十韵，即书卷尾。

一卷朝京录，千秋博物名。

良材储药笼，盛典媲干旄①。

盼诏征和缓，金谋属老成。

问年稽绛县②，徂暑③迫公程。

矍铄偏当壮，驰驱独请行。

辉煌登剡牍，慷慨绾长缨。

蔚尔河东凤，翩随上苑莺。

依光占晋昼，负俎④佐伊烹。

传写千缣贵，调营五志平。

仓卢方外技，尧舜女中英。

旰食宸怀鬯⑤，重光复旦明。

书屏标姓氏，曳履步公卿。

休沐金銮⑥记，联吟墨绶⑦清。

---

① 干旄：旌旗的一种，以五色鸟羽饰旗竿，树于车后，以为仪仗。

② 绛县：指代高寿老人。古代绛县出高寿者，又作"绛人""绛老"。典出《左传·襄公三十年》。

③ 徂（cú 殂）暑：盛暑。《诗·小雅·四月》："四月维夏，六月徂暑。"郑玄笺："徂，犹始也，四月立夏矣，而六月乃始盛暑。"

④ 负俎：《史记·殷本纪》："（伊尹）负鼎俎，以滋味说汤，致于王道。"后以"负俎"为干时以求进用的故实。

⑤ 鬯（chàng 唱）：古代祭祀用的酒，用郁金草酿黑黍而成。

⑥ 金銮：翰林学士的美称。

⑦ 墨绶：原指结在官印钮上的黑色丝带，后比喻县官及其职权的象征。

规模详禁扁，珍错饫君羹。

嘉果分甘赐，寒香入月擎。

通儒游艺显，余事得诗鸣。

供奉谈龙述，归装跨鹤轻。

梯航增扬历①，经史剧横庚②。

荣遇邀头数，朋交软脚③迎。

岩廊④怀旧迹，恋阙⑤溯予情。

光绪辛巳九秋毗陵⑥吴唐林拜稿

---

① 扬历：仕宦的经历。

② 横庚：原指汉文帝即位前，以龟占卜，兆得横纹。语出《史记·孝文帝本纪》："大横庚庚，余为天王，夏启以光。"《集解》应劭曰："以荆灼龟，文正横。"服虔曰："庚庚，横貌也。"此指改朝换代。

③ 软脚：亦作"輭脚"。宴饮远归的人，接风、洗尘。

④ 岩廊：指高峻的廊庑，借指朝廷。

⑤ 恋阙：留恋宫阙。比喻心不忘君。

⑥ 毗陵：亦作"毗陵"，古地名。后世多称今江苏常州一带。

汪学瀚诗

奉题心农世丈先生《北行日记》四律，录请教正：

边风凯奏动伊凉，诏下轮台①感汉皇。
星宿浮槎劳博望，楼船横海忆将梁。
愤时谁建平戎策，医国频闻荐士章。
宫府和衷真药石，回天偏借越人方。

献赋金台②早擅名，白头奉诏海天行。
源通池水神山近，瑞应钩铃③客宿明。
元里方书问臣意，长安学术重君卿。
寿车荣遇夸丹诀，旧侣何人话玉京④。

千官朝罢漏催铜，仙掌才临旭景红。
长乐宣名趋左掖⑤，重华却辇步南宫⑥。
花分雉扇⑦瞻天表，药进鸡林⑧助国工。

---

① 轮台：古地名。在今新疆米泉。汉武帝时曾遣戍屯田于此。后泛指边塞。
② 金台：古燕都北京。
③ 钩铃：星座名。属房宿的辅官，共两星。
④ 玉京：帝都。
⑤ 左掖：宫城正门左边的小门。
⑥ 南宫：秦、汉宫殿名。
⑦ 雉扇：古仪仗所用的一种障扇。
⑧ 鸡林：古国名。即新罗。

待诏金门随仗马，湖山许住荷恩隆。

簪毫一例侍仙宸，著作仍归吏隐身。
纪实树言温室景，谈经厨饫大官珍。
锦囊编谢门前辙，玉案香留腕底春。
共识天南老供奉，灵丹还乞寿斯民。

阳湖汪学瀚呈稿

光绪六年六月，慈禧端佑康颐昭豫庄诚皇太后圣躬违和，诏征天下医生。浙抚部谭文卿中丞钟麟，保荐宝田与淳安县教谕仲昴庭学辂应命。捧檄后约同昴庭，谨于七月十三日起程，往返皆航海，历九十八日差峻。伏念小臣得瞻天家气象，可谓幸矣！爰述仰被恩礼之加，旁及山川、道理①所经，系以月日，为《北行日记》一卷，以志荣遇云尔。

七月十三日己卯 辰刻，富兰生将军尔荪，世印川都护②禄，文少峰尚衣③桂，秦澹如缃业、唐艺农树森两都转④，余古香本愚、王生甫维圻、陈伯敏鲁三观察，季佑申副转纶全，熙慰农通守霖，颜谷生司马钟僎，周贡甫大令锐，陈子欣大令正榕，于意堂锡祉、傅翰香廷藻、陆稚松沅、罗翼庭鹏、沈湛卿逢恩五参军⑤，余鹤樵庆麟、宗载之得福、徐星北福辰、戴小坪鸿业、丁让之汝能五鹾尹，何小雨少尉兆溥，黄松泉孝廉⑥福懋，何昌来司马学

---

① 道理：同"道里"，路途。

② 都护：官名。设在边疆地区的最高行政长官。

③ 尚衣：官名，六尚之一。六尚是掌宫廷供奉之官的总称。隋唐时设尚衣局，掌事者称"尚衣奉御"，正五品。

④ 都转：清代有都转盐运使司盐运使一职，简称为"都转"或者"运使"。

⑤ 参军：官名。东汉末曹操僚属常以参军名义助其谋划军事。两晋南北朝时正式定为武官名，并多冠以职名。隋唐宋时置参军谋事之风颇盛。元不置。明清时参军已非武官。

⑥ 孝廉：汉代选拔官吏的两种科目。孝，孝子；廉，廉士。后来被举荐的人也称为"孝廉"，明清两代用作对举人的称呼。

韩，濮震生茂才①子滇，恽菽原茂才毓文，杨春浦广文振镐，门人余远帆茂才会生，先后来寓送行。秦都转并赠以诗云：

> 声名早晚动朝堂，飞渡沧溟万里航。
> 未向蓬山访丹灶，先从轩帝乞青囊。
> 垂帘讵让垂裳②治，活国奚殊活众方。
> 他日还期和缓手，疮痍立起慰民望。

未刻，与张子干茂才国祯、周西林茂才成翰话别。肩舆出武林门。登舟，仲昴庭已先至，儿子受采走送，遣归，即解缆。晚宿大关。是夜极热。

十四日庚辰 晚，抵石门。晤刘蓉生大令浚，畅谈至二更始别。

十五日辛巳 申刻，抵嘉兴，偕昴庭进城茶话。

十六日壬午 晚住枫泾③，微雨转凉。灯下与昴庭论医学源流。汉以前尚矣，唐孙思邈之《千金方》《千金翼方》，王焘之《外台秘要》，皆能自成一家。金元四家，亦各有所长。元时太医程试科目，考较《素问》《难经》《圣济录》，本尊《千金方》，重其选，故名医多。明试医

---

① 茂才：秀才。因避汉光武帝名讳，改秀为茂。明清时入府州县学的生员叫秀才，也沿称茂才。

② 垂裳：谓定衣服之制，示天下以礼。后用以称颂帝王无为而治。《易·系辞下》："黄帝、尧、舜垂衣裳而天下治，盖取诸乾坤。"

③ 枫泾：古镇名，现属上海市金山区。

士，不过论一篇、歌诀一首，此唐文恪①叹京师无良医也。国朝《医宗金鉴》博采众说，集其大成，永为万事楷模。

十七日癸未　风不顺，住金山县界。晚潮，行数十里。与昴庭论蒋心余②、袁简斋③、赵瓯北④诗。

十八日甲申　风顺，早晚潮汐。过黄浦江，与昴庭论春申君⑤轶事。

十九日乙酉　巳刻，抵上海，住万安楼客栈。午后，坐东洋车游洋场。

二十日丙戌　巳刻，拜姚晓江司马本祺，托雇保大轮船，并免税单。午后，偕昴庭复游洋场，茶楼小饮，观海舶往来。是日，发家信。

二十一日丁亥　保大轮船进口。晓江来邀，为招商局徐君子梅诊病。病系湿热下痢，用黄连黄芩芍药汤。时来局就诊者二十余人，应接不暇，邀昴庭襄诊。子梅留吃午

---

①　唐文恪：唐文献（1549—1605），字符征，号抑所，直隶华亭人。明万历十四年（1586）状元。授翰林院修撰，官至礼部右侍郎，掌翰林院事。谥文恪。

②　蒋心余：蒋士铨，字心余、苕生，号藏园、清容居士，晚号定甫。江西铅山人。清代戏曲家，文学家。乾隆二十二年（1757）进士，官翰林院编修。

③　袁简斋：袁枚，字子才，号简斋，晚年自号仓山居士、随园主人、随园老人。浙江钱塘（今杭州）人。清代诗人、散文家。

④　赵瓯北：赵翼，字云崧，一字耘崧，号瓯北、裘萼，晚号三半老人，江苏阳湖（今常州）人。清代文学家、史学家。长于史学，考据精赅。

⑤　春申君：战国楚人黄歇（？—前238）的封号。考烈王元年（前262）出为相，封春申君。与魏国信陵君魏无忌、赵国平原君赵胜、齐国孟尝君田文并称为"战国四公子"。上海地区曾属春申君封地，故黄浦江古称"歇浦"，上海简称"申"。

饭，天气甚热。申刻，晓江复来。同饭子梅处，微醉。晚间，冒雨肩舆至轮船，宿上舱。房间人声喧杂，永夕不寐。

二十二日戊子　五鼓，启轮。无风，甚热，与昂庭至舱外纳凉，遇含山①陈君，闲话，颇以余白须航海为奇事。

二十三日己丑　卯刻，过黑水洋。有微风，船小颠簸。余素患头晕，稍觉不支，卧舱中不能观海矣。

二十四日庚寅　无风，船行甚快，出舱观烟台诸山。

二十五日辛卯　午刻，抵大沽口②。酉刻，到天津紫竹林马头③。至招商局，晤黄花农司马建筦。晚宿春元客栈。

二十六日壬辰　患腹痛泄泻，甚剧。服辟瘟丹稍止。乘舆谒长芦运司如冠九都转山。坐谈片刻，以腹痛辞出。顺道拜黄保如司马福珍，不值。回寓，卧床，不能饮食。午后，保如来，强起与语。去后，惫甚。黄花农来，未见。晚间泻止，进薄粥一碗。是日，发家信。

二十七日癸巳　辰刻，乘二马车入都，力疾登程。中尖，强食面饼一。晚宿蔡村。

二十八日甲午　病愈。早发河西务，一路黍稷如云。晚宿张家湾，邻家有度曲者，其声甚脆。

---

① 含山：今安徽省含山县。清自康熙六年（1667）起属安徽布政使司直隶和州。

② 大沽口：位于今天津市东南海河入海口处。明、清时为海防要塞，有京津门户、海陆咽喉之称。

③ 马头：船只停泊处。即码头。

二十九日乙未　甚热，路旁茶店小憩。午后，由沙沟门进城，寓煤市街鸿升客店。是日，发家信。

三十日丙申　晤同乡王铁珊兵部邦鼎、黄子中农部元文、翟保之太史伯恒。未刻，孙筱漪农部家穆、及其侄伯元比部①传辰来拜。筱漪系浙臬孙稼生廉访②之弟，伯元即孙廉访子也。去后，答拜，即为筱漪之如君③及乃郎④治病；复至凤阳会馆，为其婿方坤吾比部连轸内眷等诊脉，日暮甫归。

八月初一日丁酉　至阜康号，会汪月舟。回寓，知徐花农庶常⑤琪来拜。下午，与昴庭致美斋吃馄饨。遣奴子分送孙稼生廉访、唐艺农都转及徐花农各处家信。

初二日戊戌　辰刻，移居内城东安门外冰盏胡同贤良寺。寺本怡贤亲王故邸，舍地为寺，赐名贤良。雍正十二年建，初在帅府胡同，乾隆二十年移建于此。有御制碑暨御书心经塔碑。佛殿前古松一株，偃蹇夭矫，盖数百年物也。寺内先有医生，江苏职员马文植号培之、江西县丞赵天向号德舆及伴送之端太守昶号石如住焉。并询知前山东济东道薛抚屏福辰、山西阳曲县知县汪子常守正，均先日入都，寓黄酒店矣。

---

① 比部：明清时对刑部及其司官的习称。
② 廉访：宋代廉访使者、元代肃政廉访使以及后世按察使的通称。
③ 如君：妾的别称。
④ 乃郎：旧时称人家的儿子。
⑤ 庶常：清以"庶常"为庶吉士的代称。是翰林院内的短期职位。由科举进士中选择担任，之后再授各种官职。

初三日己亥　拜浙藩德晓峰方伯①嗣君，文西园笔政②翰，谒见怀太仆塔布，意甚殷渥。以其妹为前镇浙将军希赞臣侯夫人，在杭时抱恙，余为诊治得瘳也。嗣谒毓庆宫③师傅翁叔平大司空④同龢、孙燮臣少司空⑤家鼐。归寺，拜端、马、赵三君，畅谈。

初四日庚子　内务府投文报到。谒见大臣广绍彭大司马⑥寿，并师、恩、志、广各大臣及内务府主事恩湛如溥。内务府五大臣中，恩名承，字露圃，时官大宗伯、⑦步军统领，而兼管太医院事务者也。回寓，马培之、赵德舆来。去后，翁叔平尚书答拜，谕以明日入朝宜早。

初五日辛丑　五鼓，由东华门进大内。乾清门内，谓之大内。过石桥，进三座门，北行至大院，紫禁城内，俗呼曰"大院"。经国史馆上驷院⑧，历箭亭，经阿哥所⑨，其殿用绿琉璃瓦。至大院，入景运门西行，经乾清门，门外设金狮二、金缸四。内务府司官引至堂郎中直庐，见崇星阶光。出隆宗门，经慈宁宫，至内务府大堂，谒见内务府堂

---

① 方伯：殷周时代一方诸侯之长。后泛称地方长官。汉以来之刺史，唐之采访使、观察使，明清之布政使，统称"方伯"。

② 笔政：指旧时衙门里的师爷或掌管文书的吏员。

③ 毓庆宫：康熙年间特为皇太子允礽所建，雍正以后不再预立皇太子，改为皇子居所。

④ 大司空：官名，明清时工部尚书的别称。

⑤ 少司空：官名，明清时工部侍郎的别称。

⑥ 大司马：明清时兵部尚书的别称。

⑦ 大宗伯：明清时礼部尚书的别称。

⑧ 上驷院：清代官署名。掌马驼刍牧之事。属内务府。

⑨ 阿哥所：指皇子的住处。阿哥，清代皇子的通称。

官。其时，师、恩二堂官在座，与太医院堂官李卓轩德立察看，随问"温""瘟"二字有何分别？余答："《伤寒论》云：冬伤于寒，春必病温。冬不藏精，春必病温①。比户传染谓之瘟，吴又可论之详矣。"内务府具奏：医学、脉理均极精通。时已向午，内务府司员邀至花厅吃饭，饭毕退出。

初六日壬寅　五鼓，苏拉②带余与昴庭进大内。仍由景运门进，过乾清门，至内务府直庐，复至军机直庐，谒见各大臣。同事之薛、马、汪、赵皆在。已而，内务府堂官咸集，各见礼毕。辰初，内监宣进。余与昴庭暨同事诸人，随内务府大臣进内右门，历长街至月华门。少坐，内监看茶，即传进。经启祥宫，过吉祥门，至长春门，立门外候旨。少顷，内监传薛宝田、仲学辂。内务府大臣五人、太医院二人前，余与昴庭随进。先至钟粹宫，庭中桂花已放，异香扑鼻，盆内夹竹桃犹盛开。屏息立檐下，慈安皇太后、皇上召见。宫内铺地用乌金砖，光滑如镜。时虞倾跌足，缩缩而进。

是日不垂帘。慈安皇太后正坐，皇上隅坐，内务府大臣皆跪。太医院堂官李德立引余与昴庭行三跪九叩首礼。礼毕，皇太后问余："何处人？"对以江苏人。问："多少年纪？"对："六十六岁。"问："从旱路来？从水路来？"对："从海道来。"问："一路安静？"对："安静。"又谕：

---

① 冬伤于寒……春必病温：语出《素问·生气通天论》，未见于《伤寒论》。

② 苏拉：满语。清代内廷机构中担任勤务的人员。

"慈禧皇太后病要小心看。"对："是。"复随内务府大臣、太医院至长春宫。庭中花木与钟粹宫等，惟苹婆果树①甚多，实将红熟。恭候慈禧皇太后召见。行礼毕，慈禧皇太后问何处人及年岁，对如前。内务府大臣、太医院跪左边，余与昴庭跪右边。

皇太后命余先请脉。余起，行至榻前。榻上施黄纱帐，皇太后坐榻中，榻外设小几，几安小枕。皇太后出手放枕上，手盖素帕，惟露诊脉之三部。余屏息跪，两旁太监侍立。余先请右部，次请左部。约两刻许，奏："圣躬脉息，左寸数，左关弦，右寸平，右关弱，两尺不旺。由于郁怒伤肝，思虑伤脾，五志化火，不能荣养冲任，以致胸中嘈杂，少寐，乏食，短精神，间或痰中带血，更衣或溏或结。"皇太后问："此病要紧否？"奏："皇太后万安。总求节劳省心，不日大安。"内务府大臣广奏："节劳省心，薛宝田所奏尚有理。"皇太后曰："我岂不知？无奈不能！"皇太后问："果成劳病否？"奏："脉无数象，必无此虑。"退下，仍跪右边。俟昴庭请脉毕，同太医院先出。随后薛抚屏、汪子常、马培之进，请脉。余与昴庭到太极殿东配殿，立方。内务府大臣、太医院与诸医毕至。方内先叙病原，次论方剂。草稿呈内务府太医院与诸医看后，用黄笺折子楷书，进呈皇太后御览。所用之药，内务府大臣用黄签在本草书上标记。御览后，御药房配药。在东配殿赐饭。设两席，中一席，内务府大臣正面，医生陪坐；

---

①　苹婆果树：苹果树。

旁一席，诸医及太医院诸人随坐。席备满汉珍馐罗列，尤美者乳茶、红萝卜丝汤、京米粥、乳饼，皆市所未有。饭毕饮茶，茶极甘冽。午正，内监传旨，散直。随内务府大臣趋出，至直庐坐，堂郎中暨各司员索方，誊送内务府大臣及军机大臣。少顷，由景运门出大院，西南行，经文渊阁，后过三座门出东华门，至黄酒店，拜薛抚屏观察、汪子常大令。归寓小憩，恭纪一诗，以志恩宠：

> 博士羊曾啖[1]，天厨馔又尝。
>
> 尧葱兼舜韭，玉液并琼浆[2]。
>
> 罗列麒麟脯，追陪鹓鹭行。
>
> 幸叨储药笼，圣寿祝无疆。

[1] 余昔司训上元。

[2] 乳茶甚佳。

因忆乾隆年间，先曾大父梅苑公精岐黄，就养先大父①吟轩公河间府署时，十额驸②诣易州谒陵，道病。高祖纯皇帝命直隶总督延名医往诊。总督某公以梅苑公应命，昼夜兼程，驰驿前往。时梅苑公年过八旬，先伯父藜樵公随侍。至易州行台，十额驸病势甚剧。梅苑公诊脉，知其病由受寒停食，医者误用参术，以致发黄、胀满、昏不知人。随用茵陈五苓散加大黄，命藜樵公亲自煎药。一剂汗透，神清便通。随进疏通之剂，调理半月而愈。十额驸赏赉甚厚。今余医学不及先人万一，而亦得幸邀保荐，供奉

---

① 大父：祖父。
② 额驸：驸马。

御前，栗栗①危惧，惟恐陨越不能胜任焉。

案方

病由积劳任虑，五志内烦，伤动冲、任、督，以致经络久虚，元气不能统摄。盖心、肝、脾三经，专赖冲、任脉中之血周流布濩②。血为阴类，静则阳气斯潜，五志不扰。《金匮》杂病论各方，以调和冲任为紧要。《难经》云：心不足者，养其荣卫。荣卫为血脉之所生，心为之主。然荣卫起于中州，肝、肺、脾、肾实助其养。养其四脏，则心自安矣。腿足无力，气血不荣也。精神短少，宗气亏也。痰中带血，木火上炎也。更衣或溏或结，脾气不调也。背脊时冷时热，督脉空虚也。谨拟养心、保元二汤加减：人参、云茯苓、酸枣仁、柏子仁炒、甘草、怀山药、大白芍、归身、杜仲炒、熟地黄炒、牡蛎、龙眼肉。

初七日癸卯　黎明进内，至内务府直庐坐。辰初传进。是日未请脉，与子常、昂庭至东配殿。俟薛抚屏、马培之、赵德舆请脉出，公议立方，进御。内务府大臣恩传慈禧皇太后懿旨：浙江巡抚谭所荐医生，看脉立方均尚妥。闻命之下，愈滋悚惧。

赐饭。饭毕，趋出。回寓小憩。过赵德舆处闲话。

初八日甲辰　黎明进内。辰初传进，余与薛抚屏、汪子常、马培之请脉。出，公议立方，进御。皇太后命去续断，改当归，遵旨更换。赐饭。饭毕，趋出回寓。出城，

---

① 栗栗：栗同"慄"，戒惧貌。

② 布濩：遍布；布散。

谒见梅小岩中丞，深谈时许。盖中丞前抚浙时，无三日不见。诊病而外，纵谈经史，略分言情，未尝以下吏相待也。复拜堂郎中崇星阶、太医院李卓轩，日入始归寓。

初九日乙巳　黎明进内。辰正传进，仲昴庭、薛抚屏、赵德舆、马培之请脉。出，公议立方，进御。赐饭。饭毕，趋出回寓。孙燮臣侍郎、锐小舫司马钊来拜，未晤。司马为前浙藩增苓舫嗣君。申刻，姚子祺中翰[①]景夔来，畅谈良久。子祺乃季眉司马之子，浙中故人也。赵德舆来，闲话更余始散去。

初十日丙午　黎明进内。余与马培之、汪子常请脉。出，公议立方。仍以归脾汤为主，加香附，因圣躬左胁微痛也。时吉林将军进人参二枝。皇太后命各医看，连根须长尺许，其色金黄，其纹多横，其质坚硬。尝其须，味微苦，渐回甘。嚼之津液满口，须臾融化，真上品也。午刻赐饭。饭毕，趋出回寓。马培之过谈，道及乃郎十年前曾在浙为锡都转诊中风病。余恍然，因即往拜。薛抚屏、汪子常来拜。姚子祺送菜四簋[②]，颇佳，内有鲚花鱼[③]，绝似浙中风味。

十一日丁未　黎明进内。薛抚屏、仲昴庭、马培之请脉。出，公议立方。去香附，加枣仁，因圣躬气痛愈，夜间少寐也。

赐饭。饭毕，趋出回寓。方坤吾、孙伯元两比部在寓

---

① 中翰：明清时内阁中书的别称。
② 簋（guǐ轨）：古代盛食物器具，圆口，双耳。
③ 鲚（jì季）花鱼：鲥鱼。

等候，邀至凤阳会馆诊病。留吃面。酉刻归，文西园馈酒席，分其半送赵德舆。

宫中过节。自十一日起，至十六日止，每日皆赏果碟两席。水干蜜饯，各样俱全。碟上皆装人物花卉，奇观也。又赏时新鲜果四盒，马乳葡萄、白梨、黄梨、苹果、槟子、沙果、白桃各种。自内务府堂官及各人皆许携回。

十二日戊申 黎明进内。余与薛抚屏、汪子常、马培之请脉。脉气甚平。昨用人参一钱，精神顿健，皇太后甚喜，云："吉林人参颇有效，仍照用。"出，照原方进御。

皇太后命内监擎出苹婆果八十枚，并传皇太后懿旨云："系长春宫院内树上结的。因食之甘，特命分给众人。"乃各谢赏。携归，趋出回寓，恭纪以诗：

温纶宣圣母，嘉果赐苹婆。

树荫恒春茂，恩波上苑多。

名从棠杜辨[1]，香胜橘橙搓。

珍重分携出，归鞍缓缓过。

[1] 按郑康成《诗·甘棠》注：北人谓之杜梨，南人谓之棠梨。樊光曰：赤者为杜，白者为棠。疑今之苹果即《诗》所云甘棠。

梅小岩中丞来答拜，谈一时许去。后送菜四篚、点二盘，晚与昂庭同啖。王赓虞侍郎、崇星阶郎中来拜。

十三日己酉 黎明进内。马培之、赵德舆、薛抚屏请脉。出，公议立方。去酸枣仁，加益智仁、佩兰叶，因皇太后喉中间有酸水也。

赐饭。饭毕，午正，趋出回寓。晚间马培之招饮，与昂庭偕往。更余，归。怀太仆馈酒席，分送端石如太守。

十四日庚戌　黎明进内。大雨路滑，油靴雨盖，颇觉难行。进内右门，换去油靴。是日，汪子常、马培之、仲昂庭请脉。出，公议立方，进御。

赐饭。饭毕，趋出回寓。未刻，至方坤吾比部寓诊病。留吃点心。酉刻归。

十五日辛亥　黎明进内。余与薛抚屏、马培之、汪子常请脉。将出宫门，适皇上来请皇太后安。内务府大臣师行一跪三叩礼，余与诸人侍立两旁，恭候驾过。天威咫尺，仰见皇上龙凤之姿、天日之表，实一时幸事也。出，与诸人公议立方，进御。

赐饭，常馔又加点心、烧烤各四，因中秋节也。饭毕，趋出回寓，恭纪以诗：

> 佳节中秋庆，承恩列绮筵。
>
> 果甘风味隽，饼样月华圆。
>
> 宝碗仙盘露，琼楼玉宇天。
>
> 小臣叨德惠，既醉颂诗篇。

晚，与昂庭小酌赏月，谈京华旧事。人事虚舟①，物情飘瓦②，不胜今昔之感。得绝句二首：

> 暮年犹自走幽燕，往事重提觉黯然。
>
> 天上姮娥应笑我，今宵相见七回圆[1]。
>
> 不用晨钟暮鼓催，功名心已早成灰。
>
> 九霄得傍今何幸，也算高寒顶上来。

---

① 虚舟：谓任其漂流的舟楫。常比喻人事飘忽，播迁无定。
② 飘瓦：比喻飘忽无定的事物。义同"虚舟"。

[1] 余幼随侍先君银槎公及应京兆试，计在京六度中秋。

十六日壬子 微雨。黎明进内，仲昴庭、薛抚屏、赵德舆请脉。出，公议立方，去益智仁，加霍山石斛，因皇太后喉中发干也。进御后赐饭。饭毕，午正，趋出回寓。梅子允光署长元来拜，畅谈。申刻，至煤炸胡同，拜孚伯兰农部馨，相见甚欢。子允为小岩中丞之子，伯兰为灵蔚生廉访之子，皆浙中旧识。日入甫归。

十七日癸丑 早起，甚凉，着薄棉袍褂。黎明进内。余与马培之、汪子常请脉。出，公议立方，去霍山石斛，加苍术、木香，因皇太后外薄新凉，便微溏也。

进御后，赐饭。饭毕，趋出回寓。孚伯兰来寓答拜，谈刻许，随馈酒席。

下午大风，坐车答拜锐小舫，未晡，归。是日，接家信，由黄子中农部处送来。即发家信。得诗一首，寄示儿辈：

家书一纸到江乡，问我平安我说详。

辨色入朝腰脚健，自公退食酒杯香。

佛前偶尔吟诗句，客至都因索禁方。

寄语儿孙休盼望，雪花飞候返泉唐。

十八日甲寅 黎明进内，薛抚屏、赵德舆、仲昴庭请脉。出，公议立方，进御。去木香，加茯神、远志。因皇太后昨日召见诸王公大臣、六部九卿、翰詹①科道②，论中

① 翰詹：清代对翰林和詹事的合称。
② 科道：明清六科给事中与十三道监察御史之总称。俗称指两衙门。

外交涉事，劳神，夜寐不安也。是日，湖南新宁县知县连自华号书樵到京。召见，请脉。

赐饭。饭毕，趋出回寓。未正，出城至姚子祺寓，为其夫人诊病，留吃酒面。傍晚归。是夜，昴庭患霍乱吐泻。

十九日乙卯 黎明进内，为昴庭具呈禀内务府大臣，代奏请假五天。余与马培之、薛抚屏、连书樵请脉。出，公议立方。仍照原方，进御。

赐饭。饭毕，趋出回寓。未刻，至孚伯兰家，为其妹多夫人诊病。夫人守贞二十余年，病由不得隐曲①，五志化火。用归脾汤、加味逍遥散间服。黄子中农部来拜，未晤。连书樵来谈近事，甚快。是日，发家信。

二十日丙辰 黎明进内。汪子常、赵德舆、连书樵请脉。出，公议立方。原方加牡蛎，进御。

赐饭。饭毕，趋出回寓。梅小岩中丞来，茶话良久。赵德舆来问昴庭病。

二十一日丁巳 黎明进内。余与薛抚屏、马培之请脉。出，公议立方，原方进御。

赐饭。饭毕，趋出回寓。端石如太守过话。锐小舫来邀诊病，即往。顺道至孚伯兰家闲话。是日，适接其尊人廉访山东家信，信内极赞余医道。伯兰属为诊脉立方。

二十二日戊午 黎明进内。薛抚屏、马培之、汪子常

---

① 隐曲：指房事。《素问·阴阳别论》："二阳之病发心脾，有不得隐曲，女子不月。"王冰注："隐曲，谓隐蔽委曲之事也。"

请脉。出，公议立方。原方去牡蛎，加谷芽、佩兰叶，进御，因皇太后胃口不旺也。

赐饭。饭毕，趋出回寓。未刻，至姚子祺寓，为其夫人换方，并回拜梅小岩中丞。归已薄暮。

二十三日己未　黎明进内。马培之、薛抚屏、赵德舆请脉。出，公议立方。原方加苍术、木香，因皇太后腹微泻也。进御后赐饭。饭毕，趋出回寓。怀太仆邀至四牌楼，为俊方伯夫人诊病。病系气虚中满、周身肿胀、喘促，不治之症。未立方，归。

二十四日庚申　黎明进内。昂庭销假，跪安。余与汪子常、连书樵请脉。出，公议立方。原方去苍术，加杜仲，进御。

赐饭。饭毕，趋出回寓。未刻，至方坤吾比部处诊病。其夫人泻止，夜间发热，由两足起，阴分亏也。用黑归脾汤。

二十五日辛酉　黎明进内。薛抚屏、汪子常、马培之请脉。出，公议立方。原方加胡桃、破故纸，因皇太后腰痛也。进御后赐饭。饭毕，趋出，即回拜连书樵。归，至赵德舆处闲话。孚伯兰送菜二簋、点二盘，内有烧白菜甚佳。

二十六日壬戌　黎明进内。适湖北候补道程春藻号丽芬到京。召见请脉，立方用桂枝、鹿角霜。同时马培之、薛抚屏请脉。出，公议立方。以原方去木香，加桂枝，因皇太后背梁发凉也。进御后赐饭。饭毕，趋出回寓。至内务府主政翁敬卿家看病。姚子祺来，程丽芬来拜。

二十七日癸亥　黎明进内。内务府大臣师传谕，面奉皇太后懿旨：各省医生俱已到齐。人多，分班听传，并不因医道各有优劣稍示区别。传者进宫，不传者在内务府伺候。天恩浩大，悚惶无地。是日，传进程丽芬、汪子常、薛抚屏。余等出隆宗门，至内务府花厅吃饭。饭毕饮茶。茶非常香冽，井水系玉泉山来源。茶罢，仍至内务府大臣直庐坐。俟众人出，阅方，专主温补。回寓。

未刻，至孚伯兰农部家，为其妹复诊病。病渐就痊，仍服归脾汤，间服生脉散。

二十八日甲子　黎明进内。余与程丽芬、薛抚屏、马培之请脉。出，公议立方，方与前同。赐饭。饭毕，趋出，即偕昴庭拜程丽芬。归寓，方坤吾送其子来就诊。是日得家信，由信局来。并有朱洁泉、张子干信。

二十九日乙丑　黎明进内。至乾清门外，晤孙筱潏农部，立谈数语。程丽芬、薛抚屏、仲昴庭请脉。余与诸人至内务府。饭毕，趋出回寓。

连书樵与其子聪叔中翰文冲、姚子祺来，坐谈少刻，去。出城，拜唐斐泉给谏①树楠、徐花农庶常，均未晤。

归，与昴庭谈汉学、宋学得失。余喜汉学，而昴庭喜宋学，亦志趣各有不同耳。

九月初一日丙寅　黎明进内。余与薛抚屏、马培之、程丽芬请脉。皇太后脉象平和，诸恙就痊，惟气血未充。

---

①　给谏：唐宋时给事中及谏议大夫的合称。清代用作六科给事中的别称。

公议立方，用归脾汤去木香，加肉桂二分，以通血脉也。

赐饭。饭毕，趋出回寓。无客来，与昴庭散步，徘徊庭树间。西风萧瑟，寒鸦满林，与江乡光景不同。得诗一首：

> 寒鸦作冬声，乌乌朝复暮。
> 出必自有群，归亦各有树。
> 嗟嗟尾毕逋，瑟缩遗反哺。
> 落照满荒台，望断江南路。

是日得家信，由信局来。

初二日丁卯　黎明进内。至乾清宫门外，晤黄子中农部。马培之、薛抚屏、汪子常请脉。余与诸人至内务府。饭毕，趋出回寓。连书樵来，见墙头匏瓜累累，谓昴庭曰："朱注：'匏，瓠也。'陆机疏：'叶小时可为羹。'故《诗》曰：'幡幡瓠叶，采之烹之。'匏与瓠为一物。"昴庭曰："不然。《国语》叔向云：'苦匏不材，与人共济而已。'《诗》曰：'甘瓠累之。'匏苦瓠甘，判然二物。若为一物，何以系而不食？"二人争执不已。余曰："昴庭是也。《埤雅》：'长而瘦上曰瓠，短颈大腹曰匏。'《传》云：'匏谓之瓠。'误矣。盖匏苦、瓠甘，复有小大之殊，非一物也。系而不食，以苦故也。严氏《诗缉》：'匏经霜落叶，取系之腰以济水。'匏瓜蠢然无用之物，但可系以渡水，而不可食。黄氏《日钞》：'应柳之天文图有匏瓜星。'其下注云：'《论语》系而不食。'正指星而言。星有匏瓜之名，徒系于天而不可食，正与'维南有箕不可以簸扬，维北有斗不可以挹酒浆'同义。曹植《洛神赋》：

'叹匏瓜之无匹兮，咏牵牛之独处。'阮瑀《止欲赋》：
'伤匏瓜之无偶，悲织女之独勤。'又指匏瓜为星之明征。"
二人大笑而罢。

初三日戊辰　黎明进内。程丽芬、薛抚屏、仲昴庭请
脉。余与诸人至内务府。饭毕，午初，偕众趋出回寓。
程丽芬馈酒席，即分一半送端石如太守。未刻，宝俊孙
自天津携眷回京，来拜。俊孙者，灵蔚生廉访之孙，长
芦运司如冠九都转孙倩也。谈天津近事，甚悉。是晚大
风，庭树叶纷纷下矣。夜甚寒，昔人诗云："怜他九月初
三日，露似珍珠月似弓。"今已露结为霜矣，盖地气使然
也。文西园来言："初五日，入武闱。"余即往送。是日，
发家信。

初四日己巳　黎明进内，着厚棉袍褂。余与马培之、
薛抚屏、汪子常请脉，脉象大安。方用归脾汤去木香、肉
桂，加益智仁。内务府大臣志传慈安皇太后懿旨：慈禧皇
太后圣躬虽渐就痊，气体尚弱，劳神即觉不适。谕太医院
及各医生缓请报大安，钦此。

赐饭。饭毕趋出，偕昴庭、书樵观三大殿。苏拉领由
后左门至保和殿。九间重檐垂脊，前后陛各三成三出。迤
前至中和殿，纵广各三间，方檐圆顶，南北陛各三出，西
庑①第二连房为铜器库。迤前至太和殿，基高二丈，殿高
十一丈，广有十一间，纵五间，上为重檐，脊四垂，殿前
丹陛环以白石阑，陛五出各三成，陛间共列鼎十八，铜

---

①　西庑（wǔ 五）：西边的廊屋。

龟、铜鹤各二，日圭、嘉量各一，冰桶、炭炉各一。丹墀内为文武官行礼位，范铜为山形，镌正从一品至九品，东西各二行，三十有六，列于御道旁。迤前经阿思哈门，历内府银、皮、缎、衣、瓷、茶六库，体仁阁，至太和门，九间三门，前后陛各三出，左右陛各一出，前列铜狮二。以金水河跨石梁五，即内金水桥。左右各一门，皆南向，左曰昭德，右曰贞度。出昭德门，渡石梁东向，出浯和门，经内阁后檐，径出东华门回寓。时已申初，惫甚，晚饭即睡。

初五日庚午 黎明进内。薛抚屏、程丽芬、马培之请脉。余与诸人至内务府。饭毕，趋出回寓。宝俊孙瑛偕英小山鏐来拜。小山乃多夫人之子，谢为其母治病也。俊孙送菜二簋、点二盘。晚饭无事，灯下与昂庭论三传得失。余曰："老荒矣，不甚记忆，略举数条就正。《左氏》以鬻拳兵谏①为爱君，以文公纳币②为用礼。《公羊》以称元为王鲁，以祭仲废君③为行权。《谷梁》以卫辄拒父④为尊

---

① 鬻拳兵谏：鬻氏，名拳。楚国宗室后裔。春秋时楚官。因事诤谏楚文王，文王不从，乃以兵器威胁文王，强使改正错误。事后，自认以兵器逼君有罪，自削一脚，以示服罪。文王敬其忠诚，授以大阍之职，使其主管郢都城门。兵谏，以武力胁迫的办法向当权者进谏。

② 文公纳币：《左传·文公二年》："冬，晋人、宋人、陈人、郑人伐秦。公子遂如齐纳币。"纳币，亦称纳成、纳征。中国古代婚姻制度六礼中第四礼，是男方向女方送聘礼。

③ 祭仲废君：祭仲，郑国大夫。郑庄公死后，太子忽即位为郑昭公。祭仲在胁迫之下与宋公达成协议，废昭公而拥立公子突，是为郑厉公。

④ 卫辄拒父：春秋时，卫国太子卫蒯聩因违抗卫灵公之命出逃国外，后其子卫辄继位，拒不接纳父亲回国。

祖，以不纳子纠①为恶内。此皆各有所失。《春秋》日食不书'朔'者九。《左氏》曰：官失之也。《公羊》曰：二日。《谷梁》曰：晦也。唐人以宪书推之，皆得朔日，则日食之义，《左氏》为长。葵邱之会②，《左氏》曰：不务德而勤远略。《公羊》曰：震而矜之，叛者九国。《谷梁》曰：束牲而不杀一，明天下之禁。与《孟子》合。则葵邱之义，《谷梁》为长。天王使宰咺来归惠公仲子之赗，《左氏》谓子氏未薨，讥其非礼。盖以子氏薨在隐公二年也。岂知子氏乃隐公妻，非仲子乎？《谷梁》以为惠公之母，以子氏例以成风亦合。但《史记·年表》惠公即位于平王三年。至隐公元年，历四十七年，而其母始薨，似太久远，当以《公羊》作桓母为是。此皆各有所得失也。然左世鲁史，亲见其书，其失少；公、谷得之口传，其失多。郑夹漈③洵知言哉。"昂庭曰："善。"

初六日辛未 黎明进内。汪子常、赵德舆、薛抚屏请脉。余与昂庭诸人至内务府。饭毕，趋出回寓。未刻，回拜宝俊孙、英小山。晤孚伯兰，为其尊人蔚生廉访患疥索方。余开一煎药方、一搽药方。留吃乳饼，甚佳。

初七日壬申 黎明进内。马培之、仲昂庭、程丽芬请

---

① 不纳子纠：子纠，齐国公子纠，齐襄公之弟。齐襄公死，鲁庄公为了护送公子纠回国为君，派兵攻打齐国，战败，公子小白（齐桓公）即位，威胁庇护公子纠的鲁国，鲁国在笙渎处死了公子纠。

② 葵邱之会：史称葵丘会盟（前651年），指齐桓公在葵丘大会诸侯，为其霸业达到顶峰的标志。

③ 郑夹漈：郑樵，字渔仲，世称夹漈先生，南宋兴化军莆田（福建莆田）人。宋代史学家、目录学家。

脉。余与诸人至内务府。饭毕，趋出回寓。有僧寺友胡姓来求诊，症系肝气夹痰饮，用当归四逆汤加吴茱萸。

初八日癸酉 黎明进内。薛抚屏、汪子常、赵德舆请脉。余与诸人至内务府。饭毕，趋出回寓。昂庭行箧中有《廿一史约编》，取出同读。孙筱漪农部招饮，未往。晚，与昂庭过端石如，闲话。

初九日甲戌 黎明进内。余与薛抚屏、连书樵请脉。出，公议立方，前方去干姜、苍术，加甘草、茜草，因皇太后痰中带血也。赐饭。饭毕，趋出回寓。

是日，汪子常招往城外观剧，南池子关帝庙晚饭，作重九也。昂庭往，余畏劳，辞之。灯窗之下，独坐无事，拟唐时新进士故事，得诗六首：

一　牛僧儒①事

曾将新曲谱霓裳，帖子金泥报喜忙。

最是青蝇能解事，当庭拜贺列行行。

二　颜标②事

天下英雄入彀中，莫嫌头脑太冬烘。

侍郎有意褒忠节，错认传家是鲁公。

---

① 牛僧儒：字思黯，安定鹑觚（今甘肃灵台）人。唐德宗贞元二十一年（805）进士，历任监察御史、御史中丞、户部侍郎等，两朝为宰相。

② 颜标：年里、生平不详。唐宣宗大中八年（854）甲戌科状元及第。该科考官为礼部侍郎郑薰，误认颜标为颜真卿后人。当时藩镇割据，郑薰为了勉励忠烈，有意取颜标为状元，宣宗照准。至谢恩之日才知颜标出身贫寒，与鲁郡公颜真卿并无瓜葛。时人嘲讽道："主司头脑太冬烘，错认颜标作鲁公。"

三　刘覃①事

此日纷纷脱白袍，尝新刚及荐樱桃。

登筵堆积珊瑚海，道是淮南公子豪。

四　卢肇②事

饯别离亭绮席开，争推黄颇③谪仙才。

谁知策蹇趑趄去，先向金鳌夺锦回。

五　薛逢④事

前导威仪亦甚都，逢人行李辄呵呼。

阿婆老去多风趣，笑说东西也抹涂。

六　杨嗣复⑤事

新阴桃李荫青青，满座春风到鲤庭⑥。

旧价文章鸾掖贵，一时人艳羡传经。

诗成，昂庭饮归。相与瀹茗，出所作稿商之。昂庭又令作南史小乐府，夜深未果。

初十日乙亥　黎明进内。程丽芬、仲昂庭、汪子常请脉。余与诸人至内务府。饭毕，趋出回寓。大风，颇有冷

---

①　刘覃：唐晚期新科进士。《摭遗》载："唐新进士尤重樱桃宴，刘覃及第，大会公卿，和以糖酪，人享蛮画一小盎。"

②　卢肇：字子发，江西宜春人，唐武宗会昌三年（843）状元，历任歙州、宣州、池州、吉州刺史。所到之处颇有文名，官誉亦佳。

③　黄颇：字无颇，江西宜春人。唐武宗会昌三年进士第三人，与状元卢肇同乡。黄颇家境富裕，卢肇自幼贫苦，二人结伴赴举。

④　薛逢：字陶臣，蒲洲河东（今山西永济县）人，唐武宗会昌元年进士。历侍御史、尚书郎。恃才傲物，议论激切，屡忤权贵，仕途颇不得意。

⑤　杨嗣复：字继之。20岁举进士，21岁登"博学宏辞科"，受宰相武元衡赏识。唐文宗、武宗两朝宰相，勤于政务。

⑥　鲤庭：《论语·季氏》载，孔鲤"趋而过庭"，遇孔子，孔子教训他要学诗学礼。后以"鲤庭"谓子受父训。

意。昂庭出城，同年团拜。余独坐，效江文通①杂拟诗，得八首：

一 李都尉陵②

欲归归不得，亲朋何时见？

抚怀辽海泪，遥望汉宫殿。

终老玉关外，秋风塞草变。

梦断金镜破，属国心空眷。

南北路万里，代飞惟雁燕。

二 班婕妤③

忆昔同车坐，深宫月明斜。

歌舞朝与夕，春风桃李华。

但能常相爱，愿望亦非奢。

忽焉秋风起，萧瑟摧残花。

得新而弃旧，谁为我疵瑕。

三 刘太尉琨④

相如尽臣节，怀璧折秦君。

① 江文通：江淹，字文通，济阳考城（今河南民权）人，南朝辞赋大家，历仕三朝。

② 李都尉陵：李陵，字少卿，陇西成纪（今甘肃静宁南）人。西汉将领，李广之孙。因战败投降匈奴，汉朝夷其三族，致其彻底与汉朝断绝关系。

③ 班婕妤：祖籍楼烦（今山西朔县）人，汉成帝的妃子，西汉女辞赋家。现存作品仅三篇，即《自伤赋》《捣素赋》和一首五言诗《怨歌行》（亦称《团扇歌》）。

④ 刘太尉琨：刘琨，字越石，中山魏昌（今河北无极县）人，西汉中山靖王刘胜之后。西晋末年十六国时期政治家、文学家、音乐家、军事家。年轻时和祖逖要好，相约要做出一番事业，"闻鸡起舞"一词便出自他们二人的典故。

班超励壮志，投笔入汉军。
丈夫贵自立，卓尔离其群。
慷慨从戎去，枕戈靖塞氛。
弓刀相转逐，箛鼓何纷纭？
冷日薄金色，寒风生水纹。
关山路迢递，千里渡河汾。
一片怒涛吼，鸡声中夜闻。
短鬓嗟如此，英气上青云。
孤忠谁同志，卢祖情殷殷。
愤懑拂衣起，奋笔发雄文。
书生墨磨盾，聊欲博功勋。

四　王侍中粲①

乱离伤行役，客子远从征。
登楼一怅望，眷眷怀归情。
韶华转南郡，景物换西京。
依刘偶寄迹，入洛善文名。
读碑荒草下，肠断闻笛声。
江湖感飘泊，人事若浮生。
西风孤雁宿，落日哀蝉鸣。
故国寒云锁，残秋银汉明。
忆昔宾朋聚，倒屣来相迎。

---

① 王侍中粲：王粲，字仲宣，山阳郡高平（今山东微山）人。东汉末年著名文学家，"建安七子"之一。初仕刘表，后归曹操。魏国既建，王粲官拜侍中。

赋诗更饮酒，车笠寻旧盟。

日月忽逾迈，意气亦已平。

余心竟奚托，翘首待河清。

五　张司空华①

至味饱诗书，襟期免尘俗。

君子气自华，温其如白玉。

岁月犹方长，励志一奚笃。

冠盖来京都，功名当知足。

人事有代谢，宦途多荣辱。

文采不庇身，何如寄高蹈？

六　左记室思②

壮齿喜驹腾，清才称鸿博。

招隐写胸襟，《三都赋》早作。

美誉擅东齐，放怀游西洛。

我岂叹升沉，萦情于好爵。

讲道慕元虚，投簪谢城郭。

洗耳追巢由，山水幸可托。

清风鼓瑶琴，明月饷归鹤。

志士守其真，宇宙何寥廓。

苟且就功名，岂殊燕巢幕？

---

①　张司空华：张华，字茂先，范阳方城（今河北固安）人，西晋著名政治家、文学家，官至司空。"八王之乱"时为赵王司马伦杀害。

②　左记室思：左思，字太冲，临淄（今山东淄博）人。西晋著名文学家，其《三都赋》颇被当时称颂，以致"洛阳纸贵"。齐王召左思为记室督，辞疾不就。

七　陶征君潜①

扰扰息人事，寂处爱吾庐。

时逢素心侣，欢洽殊晏如。

落花何缤纷，春风坐徐徐。

中酒复独卧，闭门深柳居。

览物有余乐，幽情还读书。

抚琴听流水，凉生北窗虚。

我心何所托，乃在天地初。

八　郭宏农璞②

传闻神山上，人寿如真仙。

甘露膏四野，鸾凤舞翩翩。

我欲系红日，白发谁相怜？

清节慕太古，行乐以延年。

一旦误托足，安得复高骞。

云霞路已远，举世尽尘缘。

哲人贵知几，保身能自全。

十一日丙子　黎明进内。余与马培之、汪子常请脉。赐饭。饭毕，趋出回寓。末刻，出城送徐花农庶常，未晡，归。是日得家信，阜康送来，并戴少梅太守汇银信。

十二日丁丑　黎明进内。程丽芬、薛抚屏、赵德舆请脉。余与诸人至内务府。饭毕，趋出回寓。胡姓来换方，

① 陶征君潜：陶渊明，字元亮，又名潜。
② 郭宏农璞：郭璞，字景纯，河东闻喜（今山西省闻喜县）人。东晋著名学者，历任宣城、丹阳参军。东晋太宁二年（324）力阻驻守荆州的王敦谋逆，被杀。后追赐为"弘农太守"。宏农为清人避讳而改。

北 行 日 记

病已大愈。连书樵来，与昂庭谈医学，各抒所见。大约昂庭酌古，书樵准今也。是日，发家信。

十三日戊寅 黎明进内。余与马培之、汪子常请脉。出，公议立方。皇太后痰中无血，仍用归脾汤。赐饭。饭毕，趋出回寓。

未刻出城，贺梅小岩拜阁学①之命，谈坐一时许，并至阜康店会汪月舟，归已薄暮。

十四日己卯 黎明进内。薛抚屏、程丽芬、马培之请脉。余与诸人至内务府。饭毕，趋出回寓。内务府主政文镜涵鉴，邀为其子看病。病系受寒，霍乱吐泻。前服凉药，余用附子理中汤加半夏、吴茱萸，防其成慢脾风也。

十五日庚辰 黎明进内。是日，大风扬沙，棉袍褂不足御寒矣。汪子常、赵德舆、马培之请脉，余与诸人至内务府。饭毕，趋出回寓。

未刻，至文镜涵家诊乃郎病。吐泻俱止，夜亦能寐，惟手尖发凉。余用原方加桂枝、生姜。归，与昂庭论春秋人物，以鲍叔牙、百里奚、祁奚、子产为最。

十六日辛巳 黎明进内。薛抚屏、程丽芳、连书樵请脉。余与诸人至内务府。饭毕，趋出回寓。

昂庭曰："五行乃天地自然之理。《易卦》起于《河图》，《洪范》本于《洛书》。《洪范》鲧湮洪水，汩陈②其五行，何以《易卦》但取天地、风雷、水火、山泽？"余

---

① 阁学：内阁学士的别称。

② 汩陈：错乱陈列。

曰："少时阅赵瓯北《陔余丛考》，言伏羲画卦专推阴阳对待之理，言阴阳而五行自在其中。五行之理则另出于《图》《书》。唐虞以前，《图》《书》自《图》《书》，《易卦》自《易卦》，不相混也。自孔安国、郑渔仲辈，以阴阳五行理本相通，故牵连入于《易》中耳。此说似较有理。"昴庭亦深以为然。

十七日壬午　黎明进内。余与马培之、薛抚屏请脉。皇太后脉症俱极平安。用归脾汤去木香，加白芍、益智仁，进御。赐饭。饭毕，趋出回寓。

未刻，仍至文镜涵家看病。用理中汤加半夏、广皮、桂枝。归，与昴庭散步，见秋柳萧条，感赋一诗：

依依顿改旧丰姿，昨夜西风着意吹。

碧玉谁怜前日貌，黄金虚掷少年时。

人来塞北同萧瑟，家在江南怅别离。

匏系一官何足算，尘劳憔悴亦如斯。

十八日癸未　黎明进内。汪子常、仲昴庭、赵德舆请脉，余与诸人至内务府。饭毕，趋出回寓。赵德舆、连书樵来茶话。天气甚冷，商议明日着小毛袍褂。是日得家信，徐凤翔大令先耆带来。

十九日甲申　黎明进内。内务府大臣恩面奉慈禧皇太后懿旨："赵天向、薛宝田、仲学辂、连自华均着各回原省，钦此。"余等即时趋出，回寓。未刻，至文镜涵家看病，病已大愈，原方去吴茱萸，加党参。归，与昴庭料理归计。过端石如、赵德舆，闲话。是日，发家信。

二十日乙酉　辰正始起，缘不进内供奉也。内务府司

官恩湛如诸君，邀游海子。按：海子，即西苑。创自金，而元明
递加增饰，国朝更焕然一新。太液在其中，金鳌玉𬟁桥通之琼
华岛，瀛台、蕉圃、五龙亭东西中相峙，禁中人呼为南
海、中海、北海。其余楼台阁殿、山石树木，玲珑奇怪，
不可胜计。列圣政事之暇，游观其间，真洞天福地也。余
昔在京师，瞻仰数次，春夏景致尤佳。

二十一日丙戌　端石如邀余与赵德舆昆玉①、恩湛如
昆玉、连书樵乔梓②福寿堂午饭。饭后，至孚伯兰家，为
其妹立丸方。大风扬沙，昼晦。是日，程春藻亦奉皇太后
懿旨回鄂。

二十二日丁亥　天晴无风，皇上率领王公大臣，恭送
穆宗毅皇帝、毅皇后圣容实录，出东华门，至龙棚③。行
礼毕，启驾。仪仗鲜明，精神严肃。余往观焉，心悚者
久之。

二十三日戊子　锐小舫司马邀余与昂庭城外毡子巷泰
和馆午饭。座中，端石如、荣晓峰佐领岱饮酒甚欢。归已
日暮。

二十四日己丑　辰刻，至内务府衙门领文。饭后，至
内务府大臣、军机大臣各家辞行。车行数十里，惫极，归
寓即睡。

二十五日庚寅　饭后，至怀绍先太仆、文西园笔政、
翁叔平尚书、孙燮臣侍郎、孚伯兰农部、英小山笔政，锐小

---

①　昆玉：对他人兄弟的美称。
②　乔梓：对他人父子的美称。
③　龙棚：臣民等候朝见皇帝时休憩的简易房屋。

舫司马各处辞行，即为小舫乃郎定丸方。是日，得家信。

二十六日辛卯　饭后，至内务府司官恩湛如、文果亭、文镜涵、明小舫、翁敬卿、堂郎中崇星阶各处辞行。即为镜涵乃郎定末药方。翁叔平尚书、孙燮臣侍郎、怀绍先太仆来送行，未晤。

二十七日壬辰　辰初出城，移住煤市街鸿升店。与连书樵、仲昴庭合请恩湛如、文果亭、文镜涵、明小舫、翁敬卿泰丰楼午饭。拇战甚乐，皆有醺意。归后，五人来寓送行。

二十八日癸巳　辰刻，文西园来，深谈时许。午后英小山、锐小舫来，赠点心、酱菜。孚伯兰来，赠高丽参、阿胶、貂帽檐、针线程仪。文镜涵赠食物八种。申初，姚子祺邀余与昴庭万福居晚饭。

二十九日甲午　四更，听车马络绎声。既明，人声嘈杂。回忆贤良寺五鼓时，钟磬音与寒鸦声相杂，真有仙凡之别。辰初，至孙筱漪农部、方坤吾比部、梅小岩阁学、唐斐泉给谏处辞行。梅阁学、唐给谏均坐谈时许。午后至黄子中、王介卿、王月楼、孙穆如、谢小云主政、姜汉章醮尹、徐凤翔大令处辞行。顺至姚子祺中翰寓，为其夫人定丸药方。时徐莲卿夫人抱恙，邀余诊视，即在莲卿处晚饭。

三十日乙未　王介卿、王月楼、谢小云、姜汉章、孙穆如来，未晤。黄子中来，谈片刻，并馈食物。梅阁学、唐给谏、孙农部邀饮，未去。梅阁学馈食物。姚子祺来，深谈并赠路菜二篚。

十月初一日丙申　卯初，与昂庭坐车出崇文门，往通州。按：崇文门，元时为文明门，即哈达门。哈达大王府在门内，因名。明正统间改今名。土人犹呼哈达门。大风扬沙，黄叶满地。得《黄叶诗》一首：

> 驱车破晓东门出，万树经霜叶叶黄。
>
> 遥指前村流水渡，依稀风景似江乡。

车被风阻，申刻，始抵通州。饥寒交迫，逆旅主人款以酒饭。抵暮上船，冷不可支，着羊皮袍、狐皮马褂，尚觉凛然。是夜与昂庭饮，微醉。

初二日丁酉　大风，船不能行。河边冰厚数寸，拥被僵卧。

初三日戊戌　大风，船行十余里即住。与昂庭饮酒御寒，论三国纪年。昂庭谓余曰："司马公①以魏为正统，朱子以蜀为正统，孰得孰失？"余曰："朱子得。司马公本陈寿《三国志》，寿为晋臣，伪魏是伪晋也。司马公似未论其世，亦智者千虑之一失也。欧阳公良史才，《五代史》义例谨严，皆法《春秋》，然不能黜朱梁②纪年，颇开后人论端，亦类此。"昂庭韪之。

初四日己亥　大风，船不能行。僵卧饮酒。午后，风稍小，冷更甚，沿河边皆冻。篙师恐碍船，仅行数十里。得诗一首：

> 北风卷地万木号，大河掀浪银鹅高。

---

① 司马公：司马光，主持编纂了中国历史上第一部编年体通史《资治通鉴》。

② 朱梁：指五代后梁。为朱温所建，故称。

扁舟一叶任腾掷，张帆捩舵难坚牢。

舟人絮语苦株守，方便惟望封姨叨。

须臾风息冻又合，船唇一啮锋如刀。

长年嗟叹行不得，仰视青天首空搔。

兀坐舟中玉楼①耸，十指蚓结难挥毫。

我生艰难惯湖海，乘风破浪蛟龙逃。

何为滕六②今助虐，遇顺未得如鸿毛。

瞋目叱咤天变色，日出冰解流滔滔。

九曲三湾随处转，黄头小儿罢刺篙。

初五日庚子　微雪。风小冷减，船行顺利。口占二绝：

朔风连日守河滨，舟子纷纷尽赛神。

我要图南伫要北，风姨却是做难人。

得意扬帆快此时，天公与我若为私。

回看下碇摊钱者，前日艰难后日知。

初六日辛丑　天晴无风，微暖，船行甚快。余与昂庭出舱闲望。昂庭曰："木华黎③之传幽燕也，虎踞龙蟠，形势雄伟，诚然。惟畿辅重地，水利不兴，听其自旱、自雨、自盈、自涸，潦则遍地皆成巨浸④，旱则满目砂砾。一遇饥岁，比户倒悬，全要仰给南漕，设若河海有阻，将

---

① 玉楼：道教语，指肩部。
② 滕六：传说中雪神名。
③ 木华黎：又作木合里、摩和赍等，蒙古札剌亦儿部人，元太祖成吉思汗麾下大将，同博尔术、博尔忽、赤老温并称为成吉思汗的四杰。
④ 巨浸：大水。指大湖泽。

如之何?"余曰:"然。元时虞文靖①议海田于京东,脱脱②大兴营田,自西山东至迁民镇起,北抵檀顺③,皆从佃种。明魏呈润④疏燕都,幽冀为畿辅负⑤重地,山面平陆奥衍⑥之利,甲于东南。若疏其上源,自涓滴传而致之,何田不充,何漕不裕?惟北方不知其蓄水耳。然此第就元明言之。我朝则不然,关东饶衍,储粟皆可以协济。纯皇帝又命臣工疏浚西山诸泉与通惠、永定等河。自近郊以迄畿辅内,旱潦无虞,稻畦弥望,有非前代专藉南漕之可比矣。"

初七日壬寅 申刻,抵天津紫竹林。上岸,住春元客栈。是夜,喉痛不寐。

初八日癸卯 喉痛更剧,彻夜不寐。失音,点水不能下咽。由在通州船上感受风寒也。服杏苏饮。

初九日甲辰 喉痛不寐如故,痰甚,失音。服麻黄杏仁汤。下午稍能饮稀米汤。

---

① 虞文靖:虞集,字伯生,号道园,谥文靖。祖籍仁寿(今属四川省)。元代文学家,文宗时任奎章阁侍书学士,领修《经世大典》,著有《道园学古录》《道园遗稿》。虞集素负文名,与揭傒斯、柳贯、黄溍并称"元儒四家";诗与揭傒斯、范梈、杨载齐名,人称"元诗四家"。

② 脱脱:亦作托克托、脱脱帖木儿,蔑里乞氏,字大用,蒙古族蔑儿乞人,元朝末期政治家、军事家。主编《辽史》《宋史》《金史》,任都总裁官。

③ 檀顺:檀州,今北京密云。顺州,今北京顺义。

④ 魏呈润:字倩石。福建龙溪(今漳州市)人。明崇祯元年(1628)进士,由庶吉士改兵科给事中。因王坤弹劾巡按御史胡良机,魏呈润疏言不可,贬三级,逝世时为光禄署丞。

⑤ 负:疑为衍文。

⑥ 奥衍:指地势深迥广衍。

初十日乙巳　喉痛稍减，日夜吐痰数碗，音伏①。服二陈汤合杏苏饮。午刻，饮稀粥半盂。如冠九都转来问疾。力疾接谈一时许。都转传述：李爵相②闻余到京，有留余在津之意。缘三年前都转为余说项，爵相曾专札调余，因病，不果往。今复以老病力辞，恳都转代达，都转首肯。临别依依，洒泪而去。申刻，丰顺轮船进口。

十一日丙午　卯刻上轮船。上舱已为广东肇庆府某太守包去，余与昴庭皆坐下舱，与火舱相近，甚暖。余得暖气，周身发汗，寒疾霍然，痰少音开。早饭能食一碗。是夜，乘潮启轮，泊大沽口。得诗一首：

> 又到津沽口，新从天上归。
>
> 来时瓜正食，回日雪初飞。
>
> 列戍笳声壮[1]，穷檐灯火稀。
>
> 明朝浮海去，鸥鸟共忘机。

[1] 海防甚严。

十二日丁未　五更时启轮。无风，船行甚快。夜间，轮忽停，舟中人皆恐，询诸管事人，知气管枢纽走动。洋人以法治之，船即安行。口占一绝：

> 枕上雷霆忽阗③寂，舱中烟雾亦空蒙。
>
> 谁知化险为夷处，只在些些枢纽中。

十三日戊申　过黑水洋。余与昴庭出舱观海。风平浪

---

① 音伏：即音哑。下文云得暖气音开。

② 爵相：指李鸿章。李氏官至直隶总督兼北洋通商大臣，授文华殿大学士，因克太平军有功，清廷授予一等肃毅伯爵位。故称。

③ 阗（qù趣）：寂静，空虚。又作"阒"。

静，如坐春水船。向以海不扬波为古人夸张之辞，今果有此境。谚所谓"无风三尺浪"，不足信也。口占四绝：

　　十五年前此壮游，波涛鼎沸恐行舟。
　　平时谈及犹心悸，谁识今番自在流。

　　万顷琉璃映碧天，无风有浪信虚传。
　　披衣直上船楼望，照见扶桑日影圆。
　　如盘月出海洋东，一色玻璃照耀同。
　　好是广寒宫乍启，盈盈仙乐理丝桐[1]。

[1] 船中有弹琵琶者。

　　海宴曾闻说圣时，从来此境少人知。
　　而今万国梯航贡，那有鱼龙敢浪吹。

十四日己酉　申正抵海浦。潮小不能到马头，用小船装行李。其时月色不明，船小人多，行黄浦江甚缓。戌刻登岸，住万安楼客栈，与昂庭至洋场饭店小饮。归，得诗一首：

　　黄昏过海浦，夜色不分明。
　　月暗犬群吠，潮来船逆行。
　　灯光摇岸远，霜气逼襟清。
　　身已重洋出，欣然酒共倾。

十五日庚戌　早起至洋货店买物，复新园午饭。饭后，洋场茶楼闲话。晚至酒楼小饮。一路车马喧阗，灯火照耀，真所谓"玉树朝朝满，琼枝夜夜新"也。天气甚暖，皮衣不能着，与天津迥异矣。

十六日辛卯　辰刻，至面馆吃面。坐东洋车至十六埠，复坐小车出大东门。上船，顺水行八九十里。

十七日壬子　风顺，舟行甚快。沿江一带车水种麦，久不雨也。晚间风大，泊枫泾。口占：

　　　　水清已罢海门潮[1]，向晚维舟傍野桥。

　　　　枕畔风声听怒吼，归心似箭路迢迢。

[1] 黄浦江潮至此止。

十八日癸丑　风不顺。更余，抵嘉兴。有怀陈六笙太守璚：

　　　　一帆风好送归途，遥听民歌德政俱。

　　　　光霁久钦周茂叔，功能今见谢夷吾。

　　　　猪肝有累蒙青眼[1]，马齿徒增愧白须。

　　　　晋谒虽殷来已暮，叩关几度费踟蹰。

[1] 公督办塘工代谋馆谷。

十九日甲寅　风顺，晚抵石门。刘蓉生大令来，谈更余去，并嘱其致意陈六笙太守。

二十日乙卯　大风，舟难行。两岸红叶，纷纷齐下。得诗一首：

　　　　枫林昨夜染霜华，片片新红映水涯。

　　　　十里珊瑚樵子路，半江罨画钓人家。

　　　　何当暖酒西风冷，为是停车夕照斜。

　　　　晚节犹能同绚烂，惟看老圃有黄花。

风不息，住塘栖。与昂庭登岸闲步，行经古寺，得诗一首：

　　　　丹碧模糊映夕晖，前朝遗迹认依稀。

佛衣剥蚀蜘蛛网，经阁荒凉蝙蝠飞。

百尺青松孤鹤舞，万山黄叶一僧归。

墙阴自觅残碑读，香火因缘总觉非。

二十一日丙辰 微雨，风不顺。申刻抵马头。昴庭宿城外亲串①家，余肩舆进武林门。薄暮到寓，儿孙相见，皆欢跃。

晚，杨春浦来，与张子干、周西林团坐夜话。至二鼓各散。得诗一首：

海道一万里，归来鹤发翁。

儿孙相见喜，朋友聚谈雄。

拨瓮梨花白，堆盘菜甲红。

匆匆说不尽，明日检诗筒。

越日，诣抚辕②，投递内务府公文，销差。

---

① 亲串：亲戚。
② 抚辕：巡抚衙门。

纪 恩 录

校注说明

　　《纪恩录》系清代著名医家马文植撰。马文植（1820—1903），字培之，晚年号退叟，江苏武进县孟河镇人，孟河医派四大家之一。马氏出生世医之家，13岁遇孟河名医费伯雄赏识传授医术，后随祖父马省三习医16年，尽得其术。精通内、外、喉三科，在伤寒、外科疾病方面有独到的经验，声名远播，为马氏造诣最深、医术最突出的名医之一。清光绪六年（1880）应诏进京为慈禧太后治病，在京历时八月余。返乡后，将其为慈禧的诊疗过程、旅途见闻及在京的经历，以日记的形式整理成书，名曰《纪恩录》。

　　《纪恩录》现存清光绪十八年壬辰（1892）刻本，藏于中国中医科学院图书馆、天津市卫生职工医学院图书馆、上海图书馆、上海中医药大学图书馆、南京中医药大学图书馆及镇江市图书馆。另2006年东南大学出版社出版的《孟河四家医集》也收录有《纪恩录》，据整理说明介绍，《纪恩录》首刊于光绪十四年（1888），再版于光绪十八年。《孟河四家医集》中收载的《纪恩录》（以下简称"医集本"）以光绪十四年本为底本，光绪壬辰仲秋重镌本为校本。然现仅见光绪十八年刻本，未见光绪十四年刊本，故此次校注以光绪十八年壬辰本为底本，参考医集本。另有学苑出版社2006年出版的《历代日记丛抄》，《纪恩录》影印收录其中，据称其影录底本是"光绪十八年刻本"。

主要校注原则如下：

1. 简体字横排，予以标点。

2. 底本中的异体字、俗字、古体字径改，不出校记。笔画相近致误者径改，不出校记。

3. 底本中提到与帝王、朝廷有关的名词时，用"上框抬头"与"框内提行"以表尊敬，现一律改为与其他文字相同的正常格式。底本中的小字注文，以小字排于正文后，不另出注。

4. 典故、名物及生僻字词等酌予注释。

马培之征君纪恩录序

　　光绪六年，慈禧皇太后以宵旰勤劳，久疾弗愈，于是诏征天下知医者咸诣阙廷。而江苏巡抚吴公以马君文植培之应诏书。君既至，即召见，奏对称旨，有"脉理精细"之谕。以是年七月二十六日始，至次年二月三十日，每日与同征诸医入内请脉，恩礼优渥，饮馔丰腆①。赐福字，赐金钱，赐银，赐果实，赐鹿脯，在廷之臣，莫能望其荣宠。时君年逾六十，一日晨起趋朝，得晕眩之疾，乃乞回籍。慈安皇太后以外来之臣惟马文植为良，赏假十日，不准回籍。君感恩遇，力疾从事。至次年春，慈禧皇太后疾有间矣，而君晕眩特甚，卧不能兴，复以回籍请。皇太后问廷臣，咸曰是诚有病，于是优诏许焉。君归逾数月，而皇太后圣躬大安，乃命南书房翰林书匾额一方以赐，其文曰"务存精要"。诏下江苏巡抚行布政司委官赍送其家，君下拜登受，悬之堂楣，天章灿然，照耀里闬②。按《魏书·宣武帝纪》："永平三年诏曰：经方浩博，流传处广，应病投药，卒难穷究，更令有司集诸医士，寻篇推简，务存精要，取三十余卷，以班③九服④。"盖此四字本此也。

---

　　① 丰腆：指饮馔或祭品的丰盛。
　　② 里闬（hàn 汗）：指乡里。闬，里巷的门。
　　③ 班：通"颁"，颁布。《汉书·翟方进传》："周公…制礼乐，班度量，而下大服。"
　　④ 九服：指全国各地区。《周书·文帝纪》："俾九服宁谧，诚赖翊赞之功。"

虽儒臣撰拟，而与前所奉"脉理精细"之谕正相符合矣。君比年来寓居吴下，与余寓庐相距甚近。今年春，访我春在堂，以所著《纪恩录》见示。则自被征入都至奉诏回籍，数月之事皆载焉。余读之而叹曰："异日国史《方伎传》中，君必高据一席矣。史迁为《太仓公传》所载臣意云云者，不过其应诏答问之语，太仓公固未得见文帝也。君乃出入禁门，亲承天语，仰瞻阙廷之壮丽，与王公贵人俯仰揖让于其间，遭逢之盛，远轶古人。读斯录也，视《太仓公传》所载臣意之言不更可观乎？"余，旧史氏也，故不辞而为之序。愿后之作史者，用臣意之例，备载此篇，亦国史《方伎传》中一佳传也。

光绪十二年春正月德清俞樾

序

医学肇于上古。自元以来，郡国立学，祀宓羲、神农、黄帝，号曰医王，以岐伯诸臣升庭祔飨。而郭璞尝谓巫咸以鸿术为帝尧之医。世又谓汤液起于伊尹。然则，医之为道，固圣君贤辅所讨论切究，于以通神明之德，剂阴阳之偏，寿万民而福千禩①，而匪独上之人所赖以自保其身者也。《汉书·艺文志》云："方技者，生生之具，王官之一守也。"医设专官，隶于少府，实始秦汉，历代因之，以逮于今。虽官制屡更，而职守汔无少异。至医官所不能治，特敕宣召高手，搜求秘方，前代时或有之。我朝儒臣知医者亦或承旨备顾问，一试其技。吴江徐大椿灵胎则尝于康熙间白衣被征，不久，即缘老病放还乡里。惟近年武进马培之征君，以山林耆硕名动九重。适光绪六年，慈禧皇太后久疾弗愈，皇上孝思纯笃，诏求海内名医。江苏大吏以君应，遴派监司，护送航海，抵京都，伺值内廷，排日听宣。入宫，察脉立方，越八阅月之久。虽同征数君番上供奉，而两宫以外来之医，君为最良。每奉懿旨，命君主笔。君以疏逖②一小臣，趋走娥台姒幄③间，亲聆玉音，出则与王公贵人雍容揖让，饫大官之馔，给尚方之札，黄金白锭、珍脯嘉果，锡赍骈蕃④。岁终视诸大臣例，同赐

---

① 禩（sì 四）：年。
② 疏逖（tì 替）：疏远，闲散。
③ 娥台姒幄：借指内宫。娥，娥皇。姒，褒姒。
④ 骈蕃（piánfán 频繁）：繁多。

福字。明年二月，君以疾请告南返。皇太后圣躬旋报大安，复蒙赏给匾额，由苏抚臣发交祇①领。奎章宝玺，光耀门楣，恩礼之隆，六卿九列所希遘也。

君自被召至回籍，著有《纪恩录》，记脉证方案，详慎毕登，语简体醇，旨微义朗。其间奏对肫切②，忠爱之忱，盎然流露，盖有不仅以艺术见重者。康祺罢官，寓吴门，君出示是编，猥以序言相锤诿③。窃维我慈禧皇太后自同治初元垂帘听政，至今几三十年。值狂寇未殄，海禁大弛，时事孔棘④，百倍于承平之世。重以畿辅晋豫水旱洊臻⑤，深宫忧勤庶政，选将帅以恢疆土，绥与国以靖边圉，蠲振抚恤，以人事挽天灾。旰食宵衣，劳心焦虑，颐养失宜，职是之故。薄海臣工，幸戴帡幪⑥，孰不祝慈寿万年，永绥多祜，于以光圣孝而巩洪基！然则，君前兹北行，所治者，太后一身之疾苦，不啻举普天率土白叟黄童之疾苦而毕治之也；所培者，太后一人之元气，不啻举本朝继继绳绳⑦无疆历服⑧之元气而豫培之也。君之学固超轶等伦，君之功亦岂出巫咸伊尹辈下欤？或云：他日国史仿子长⑨《方技传》述君生平，是书必在甄采之列。余谓此

---

① 祇（zhī 支）：恭敬。
② 肫（zhūn 谆）切：真诚恳切。
③ 锤诿（zhuìwěi 坠尾）：嘱托。
④ 孔棘：艰危，困窘。
⑤ 洊臻（jiànzhēn 见真）：接连来临。洊，一再，接连。
⑥ 帡幪（píngméng 平萌）：帐幕。此指庇荫，庇护。
⑦ 继继绳绳：同"继继承承"，谓前后相承，延续不断。
⑧ 历服：谓久远之业，指王位。
⑨ 子长：司马迁，字子长。

不足为君荣，惟诸嗣君服习庭训，方筮仕直隶皖浙诸省，异日由艺进道，如古所称"论病以安国，原诊以知政"者。益当抒忠爱之素志，以仰答宫闱高厚之施。此则君所乐闻也夫。

光绪十四年三月鄞陈康祺拜序

奏牍

　　江苏巡抚臣吴元炳奏：为遵旨延访医生派员伴送赴京恭折仰祈圣鉴事。窃臣等承准军机大臣字寄，光绪六年六月初七日奉上谕，现在慈禧端佑康颐昭豫庄诚皇太后圣躬欠安，已逾数月。叠经太医院进方调理，尚未大安。外省讲求岐黄脉理精细者，谅不乏人，着该府尹督抚等详细延访，如有真知其人医理可靠者，无论官绅士民，即派员伴送来京。由内务府大臣率同太医院堂官详加察看，奏明请旨。其江苏等省资送之人，即乘坐轮船来京，以期迅速等因，钦此。闻命之余，莫名焦灼。当即恭录谕旨，札饬宁苏两藩司移行各属，一体钦遵办理去后。惟查苏省虽为人材荟萃之所，百工技艺皆所自出，知医者原不乏人。而其中讲求有素、脉理精细者，殊不多觏。现在我皇太后圣躬欠安，已逾数月。延医调治，固未可缓，然非真知灼见、医理可靠之人，臣等亦不敢保送。因思武进县孟河镇地方职员马文植素精医道，遐迩知名，各处就诊之人往往日不暇给。临症既属繁多，脉理自益纯熟，臣等前曾延试其技，应手而愈，著有成效。随即具函札饬该县雇备船只，亲诣马文植寓所，面为延请。兹据藩司，详以该职员马文植深明大义，接阅臣函，慨允料简行装，即日就道。惟称草茅之士罔知仪节，且逾六旬，手战腿强，运动未能自如，拜跪恐难合度。其子直隶候补同知马翊廷亦素知医，现在天津，拟即携带入京，应预行陈明等情。详请奏咨前来，臣覆查无异。除饬司等筹备川资，并遴派候补道员忠诚，由臣等给发内务府咨文，饬令遵旨乘轮船赶紧伴送赴京，以期迅速外，谨合词恭折，由驿具陈。伏乞皇太后、皇上圣鉴训示。谨奏。

七月二十七日发。军机大臣奉旨：知道了，钦此。

照 会

    钦加二品衔署江苏等处承宣布政使司按察司许为照会事。奉护抚部院谭札开：光绪七年七月初四日，承准兵部火票①，递到军机处咨开。本日钦奉懿旨，赏给马文植匾额一方。贵抚于接奉后，即发交该职员祗领。相应知照贵抚，钦遵辨理可也等因，到院札司转给祗领，钦遵。仍饬将祗领日期详候核办，并录报督部堂查考等因，到司，奉此，除呈报，并札知常州府，查取祗领日期，详司核转外，合将匾额一方移送。为此照会贵绅，请烦查收。希将祗领日期报由地方官核转，详咨施行须至照会者。计移送匾额匣一个。

上照会三品衔候选知府马绅
光绪七年七月十四日　照会

---

    ① 火票：清代递送紧急公文的凭证。

光绪六年，慈禧太后圣躬违和。诏各直省督抚，访求精习汉唐方书，诊治要法者，咨送入都。江苏巡抚吴中丞①以文植应，诏趣就道，既由武进县申宜轩明府②详报起程之期。即于七月初六日束装首涂，未刻至石桥，登舟解维③。时从行者四儿紫辉，陈、钱二仆也。

初七日 辰刻舟抵常郡，泊城内大浮桥头。巳刻，乘舆先至钱伯声太守处辞行，旋赴申宜轩明府之招。

初八日 酉刻抵苏省④，寄寓金狮巷金养斋亲家处。使家人至抚藩辕上禀知。是夕与养斋剪烛纵谈。养斋为余占牙牌数云："未来事，黑如漆。金鸡玉犬报佳音，海上蟠桃初结实。"细绎其词，窃喜皇太后圣躬不日当庆大安也。

初九日 辰刻见诸大府及伴送委员忠心一观察⑤诚，吴中丞招饮叙阔，且饯远行。

初十日 晚，吴平斋太守云，汪耕余福安、陈仲泉翰芬两观察，朱筱舫、镇广文，饯予于养斋寓中。

十一日 巳刻登舟。诸大府及崔松甫中军⑥、立豫甫尚衣，先后送行，敬谨逊谢。未刻解维，用凌云小轮船引行，水程异常迅疾。

---

① 中丞：明清时用作对巡抚的称呼。
② 明府：唐以后多用以专称县令。
③ 解维：解开缆绳启航。
④ 苏省：江苏省的简称。此指苏州。
⑤ 观察：官名，清代作为对道员的尊称。
⑥ 中军：清代总督、巡抚以下，凡有兵权者，其标下的统领官，称为中军。

十三日　辰刻抵沪，至友人海防同知吴仲英署，晚饭后返舟。

十四日　吴仲英邀观机器局、机器房共三所。梁柱俱架皮条，一处起火，各处旋转，机如辘轳，匠工约数百人，不假人力，顷刻成器，诚奇观也。总办李观察、会办蔡司马，留毕午馐。未正至招商局，访唐景星观察。在局晚饭毕，至丹桂园观剧。戌刻上丰顺轮船。

十五日①　卯初展轮放洋，无风。

十六日　卯刻过绿水洋，万顷玻璃，足拓眼界。饮食一如平时。酉刻过黑水洋。

十七日　辰刻进大沽口，午刻到天津。暂寓紫竹林旅馆。夷场风景与镇江相似，而华丽则不及歇浦。饭罢，觅车入城，晤盛杏荪②观察，嘱致薛抚屏信。薛君名福辰，山东候补道，以医学为李傅相③保荐，六月二十三日晋京，据称奉诏请脉已一月余。晚出城，至旅馆，见卧房壁上有短联云："天下第一，世间无双。"颇异其言。明日由陆赴都。

十八日　辰刻，忠观察招同进城，谒李傅相。适盛杏荪亦以公事见。傅相问何日自家启行，并沿途一切。谦光④盛意，备极周洽。且云：吾四弟妇之病，重赖诊治，

---

① 初：医集本作"刻"。

② 盛杏荪：盛宣怀，字杏荪，又字幼勖、荇生、杏生，号次沂，又号补楼，别署愚斋，晚年自号止叟，江苏常州府武进县人。清末邮传部大臣，洋务派代表人物。

③ 李傅相：指李鸿章。傅相，古称辅导国君、诸侯之官。

④ 谦光：即"谦尊而光"。谓尊者谦虚而显示其光明美德。

得庆生全，至今感佩。余逊让。时以急于晋都，不及多留，随即辞出。忠观察由水路至通州。予乘车行八十里，晚宿蔡村。

十九日　戴月展轮①，颇觉秋气感人。行十余里，日出，至河西务。一路黍稷浓密，近水人家，尚似江南风景。午时路旁茶亭小憩，晚宿张家湾。

二十日　午刻遇沈希民大令之少君以江苏候补县丞进京验看，遂约同行。申刻到崇文门，税关查验，以无货物，出钱三百六十文。随即入城，酉正到小安南营，住马松圃太守宅内。儿子翊廷自五月谒选入都，先寓此宅。

二十一日　同儿子翊廷至杨梅竹斜街永和店，候盛旭人亲家。复进城，谒翁叔平、广绍彭两尚书暨吴江沈相国，日暮归寓。

二十二日　盛旭人邀至城南观剧。

二十三日　盛旭人又邀至三庆园观剧。

二十四日　忠观察到京，嘱移寓内城冰盏胡同贤良寺。随套车同翊廷进城，至贤良寺，住大殿东厢。寺内已有江西保送之赵君德舆及伴送之端石如太守居焉。下午，忠观察投文，又着家人来寓知照：明日五鼓进内，在景运门外朝房等候，届时当着人来引导。未刻至黄酒馆，候薛

---

① 展轮：启程。

抚屏观察、汪守正明府，将杏荪托寄之信面交。时潘蔚如①中丞同寓贤良寺大殿东首，亦系吴中丞保荐，先余一日到京，以抱恙未能进内，是日余回寓已晚，未之见也。

二十五日　寅刻，乘车约里许，进东华门。天微雨，步行至景运门外西首平屋暂憩。忠观察已先在内相待，时天犹未明也。顷间，恭邸②驾至，忠观察导余在景运门阶前站迎。恭邸问余年几何？且谓闻名已久。其后宝、李、沈三相国，王夔石侍郎先后至，一一见毕，仍至外朝房坐候。卯正，军机散。忠观察导至内务府衙门，见堂官恩露圃、广绍彭、志霭云三尚书，师继瞻侍郎，广孝侯内大臣，继晤崇心阶郎中及太医院院判李卓轩。卓轩问余向读何书？且云："圣躬自二月至今未庆大安，头绪极多，大要起居饮食时有不适。"余云："李东垣有言，'饮食不节，起居不时，病在脾胃。'"卓轩接云："是极。"即约明早寅正进内引见。忠观察偕余退出。从大院经阿哥所，殿皆覆盖碧瓦，历箭亭，过上驷院、国史馆，经大院南行，出三座门，过石桥，出东华门。舣棱高峻，体势尊严，令人肃敬之心，有加无已。夜间经过时，昏黑中未及瞻仰也。随与观察分道回寓。午饭后，诣潘蔚如中丞处问疾，中丞嘱诊脉疏方，并纵谈古今医事。晚饭后返寓。

①　潘蔚如：潘霨，字伟如（一作蔚如），号韡园居士。清代江苏吴县人。历任兵部右侍郎、都察院右副都察使，湖北、江西、贵州巡抚。精于医，施药济民。亦精养生术，于引导、内功皆有研究，著有《内功图说》《卫生要术》等。

②　恭邸：此处指恭亲王奕䜣。

二十六日　卯初乘车至东华门，忠观察家人导引，步行入景运门，西行经乾清门，门外金狮二、金缸四，至堂郎中直庐。忠观察先在焉。卯正，慈安皇太后、皇上召见。内务府五大臣、太医院李，引余至内右门门外朝西一间，与堂郎中直庐毗连。门以外有侍卫护守，门以内有两太监护守。入门，历直街，至月华门，经启祥宫，过如意门、吉祥门，至钟粹宫，鹄立檐下。宫殿三楹，正中用彩画玻璃窗隔，辟分前后。顷间，内监传进。伏见慈安皇太后，面东正坐，座前长几一张，不垂帘，皇上坐几前。行一跪三叩首礼。皇太后问："文植何处人？"对以"江苏常州府武进县籍。"问："多少年纪？"对："六十一岁。"问："旱道来、水道来？"对："从海道来。"问："几时到京？"对："二十日到。"问："在家行医有几年？"对："得之祖传。"又谕云："西太后违和数月未愈，汝须慎重。"应云："是。"命下去。余起立，退下三步，转身，仍随诸大臣出内右门，至堂郎中直庐。坐有顷，慈禧皇太后旨下召见。即出直庐，立于阶下，五大臣仍由西来，薛福辰、汪守正从东来，相见各揖。随内务府大臣至乾清宫后，大臣进内，余与薛汪二君止宫门首恭俟，内监款以茶。汪子常见余未挂珠，向内监索珠一串俾余，以符典礼。大臣出，余随至长春宫候懿旨。少顷，刘、李二太监传进。至体元殿，立阶下，内殿与钟粹宫格制相埒。正中窗格一启，刘、李二监在窗内传呼，余随五大臣及太医院李进内殿。慈禧皇太后面东坐，前设小几，垂黄纱帘幪。行一跪三叩首礼。问何处人及年纪，一如慈安皇太后所问，对亦如前。内务府大臣跪在余左，太医院跪在余右。慈禧皇太后命文植进诊。膝行至几前，几上置两小枕，太监侍立两旁。启帘请脉，左右如法。私谓内大臣：脉已请过，应否面奏？皇太后问内大臣："马文植云何？"大臣将余言奏上，奉旨着即面奏。对云："两寸脉虚细，左关沉弦，右关小滑，两尺濡细，缘积郁积劳，心脾有亏，肝气亦旺，脾经又有湿痰，荣脉不调。当见谷少，头眩，内热腰酸，肢倦，胸脘不舒，胁痛诸证。臣愚昧之见，是否有当，伏乞训示。"太后复详谕原由毕，随命下去详细立方。余退出，仍立阶下，薛、汪二君进，请脉毕，同随至东配殿，各立一方。余以面奏之意，先叙原委，次定药剂。稿成，呈内大臣诸侍医看过，嘱医士用黄笺恭楷，进呈皇太后御览。太医院将所用之药，在《本草从新》书上用黄笺标记，由李总管递进。

七月二十六日 臣马文植恭请慈禧皇太后脉息。两寸虚细，左关沉而微弦，右关沉小带滑，两尺沉濡。缘积郁积劳，心脾受亏。心为君主之官，脾为后天之本，二经受病，五内必虚。肾虚不能生木，木失畅荣；脾乏生化之源，荣血内损。以致经脉不调，腰酸，肢体倦怠，谷食不甘，虚热时作，《经》所谓二阳之病发心脾是也[1]。谨拟养心调脾之剂进呈。当归、白芍、白术、淮山药、生地、茯苓、陈皮、川续断、牡蛎、合欢花、红枣、藕。

顷间，李太监传旨云："马文植所拟方药甚佳，着大

---

[1] 二阳之病发心脾：语见《素问·阴阳别论》。

臣议奏，应服何方。"大臣面奏："臣等不明医药，未敢擅定，恭请圣裁。"少顷，内监传旨：今日仍用太医院方。明日同议，着马文植主稿。伏念文植蓬庐下士，闻见浅陋，猥以服习经训，厕名①医学。慈颜初觐，遽沐褒嘉，奖励逾恒，为诸臣工所罕被，敢不殚竭悃诚，以期仰报高厚于万一。是日赐饭，设两筵，中一席，内务府大臣，旁一席，外省保送诸医及太医院也。珍错罗列，计四十簋，醇酒酪浆，美逾恒味，小人之腹，得饫天厨，亦云幸矣。未刻，内监传旨散直，随内大臣趋出。堂郎中及司员笔帖式②七八人站内右门外，候诸大臣，并索今日恭拟药方，抄送军机及亲王府。诸大臣出门向西，至景运门外朝房。余至内务府朝房小憩，司员陪坐，叙谈半晌。仍由景运门出大院，西南行，经文渊阁后，过三座门，出东华门，乘车回寓。拜赵德舆县尉。赵君七月初八日到京，连日请感冒假，未曾进内。余晤谈片刻，回至卧所。历想大内规模：慈禧皇太后居长春官，对面即体元殿。自中溜隔开，俱合饰玻璃窗，彩画花卉虫鱼。上悬蟠桃永庆匾额，则与养斋亲家所卜课文相符，不胜欣异。后面即太后请脉之处，宝座设于东面，内置矮几，两旁俱陈设白玉珍玩。西设长几一、八仙桌二。珊瑚两株，约高三尺余，左右古钟鼎彝器，光耀骈罗，皆未经见之物。体元殿向前即太极殿，殿左即东配殿，缭曲三楹，每间俱横安一榻。依窗第

① 厕名：旁通。厕，古同"侧"，旁边。名，通"明"，明白。
② 笔帖式：官名。清代于各衙署设置的低级文官，掌理翻译满汉章奏文书。

一间，供白衣大士，盖太后敬香处也。榻上曲几置棋盘，水晶、墨晶棋子两筒。中左两间，陈列杯瓶壶榼①，皆白玉为之。最佳者金梗梅树碧霞梅花、金梗桃树碧霞桃子，盆盎俱饰金翠，珊屑为泥。便殿门题楹帖，皆慈禧皇太后御书，中悬龙虎二字。东配殿对面为李太监居所，中一大院，古柏苍松中，间以繁花如绣，陆离眩目，不啻神仙洞府，为之神往不置。

二十七日　五鼓复至东华门。忠观察家人引进，步行至景运门，早有苏拉在阶迎接，同至内务府朝房。薛、汪二君已到，赵德舆亦销假至卯正传进。五大臣轮班，每日一员，带领进内右门，至坤宁门外，鹄立片时，进至体元殿。旨下：文植先请脉。奏云："今日肝脉较弦，肝气稍旺，胸肋应痛。"太后云："然"。命下去立方。钦遵。退立殿前阶上。汪、薛、赵、李分为两班，进内请脉毕，同至东配殿。余请薛、汪二君及太医院李先拟方，金谓：昨日太后传旨命尔主方，无庸推让。余敬谨拟立方药，商之诸君，略增减一二。呈大臣阅后，照前交医士恭誊进奏。

二十七日　臣马文植恭请慈禧皇太后脉息。两关比昨较弦，两尺细弱。厥阴肝气又复上升，便后之血未止，夜寐不安，胸肋作痛。经云：中焦受气取汁，变化成赤，是名为血②。盖血长于胃，统于脾，藏于肝，布于肺，泄于肾，为心之主、脉之宗、气之辅。曲运神机，劳伤乎心；

---

①　榼（kē科）：古代盛酒的器具。
②　中焦受气取汁……是名为血：语本《灵枢·决气》。医集本"成"作"而"，无"名"字。

思谋夺虑，劳伤乎肝；矜持志节，劳伤乎肾。心肾交亏，木气拂郁，肝病必传脾。脾脉络于胸中，肝脉布于两胁，此气升胁痛之所由来也；脾受木贼，则藏统失司，气不摄阴，此便后血所由来也；络血既已旁流，则无以下注冲任，致令血海空虚，经脉不调，亦由于此。刻下还宜调养心脾，兼舒木郁。谨议用养心归脾汤进呈。潞党参、藕汁炒白术、茯神、归身、丹参、白芍、香附、炙草、女贞子、柏子仁、龙眼肉。

赐饭毕，未刻散出回寓。

二十八日　黎明进内，辰初传进。至体元殿阶前立定。内监传余先请脉，奏云："肝部弦象已减，肝气稍平，胃痛应减。"得旨已愈，寝寐亦安。命出立方。随退出。少顷，薛、汪诸君请脉退，同至东配殿。仍余主稿立方，商之诸君，均各谦逊，无肯参议。恭缮进呈。

二十八日　臣马文植恭请慈禧皇太后脉息，左关肝部较平，中候尚带微弦，肝气犹未全舒。气痛较好，惟脊背忽寒忽热，吭嗓作干，或作酸甜之味。心脾气馁，中土不和，肝肾阴伤，伤及奇脉，阴阳不相维护。谨议用养心归脾汤加减进呈。潞党参、归身、大丹参、冬白术、白芍、金香附、炙甘草、合欢皮、茯神、佩兰、女贞子、红枣、龙眼肉。

赐饭毕，散出回寓。晤赵德舆，参论圣躬脉象，意见相同。

二十九日　黎明进内，余与赵君一班进诊，奏云："脉象平和，肝胃亦畅。"太后云："然。"薛、汪一班，太

x

医李、庄一班。请脉毕，同出至东配殿立方，仍余主稿。李卓轩私谓余云："太后云尔脉理精细。"文植仰蒙天语，逾格褒奖，惶惧益深。卓轩又云："今日之案，可勿引经，但求简洁易明，叙述现在脉息，用何汤散，即可称旨。"恪遵。会议去女贞子，加料豆三钱，另煎人参五分，早进。方定进呈。赐饭毕，散出。

八月初一日　黎明进内，辰刻传进。是日分三班请脉，薛、汪一班，余与赵天向一班，太医院李、庄一班。请脉毕，会议立方。是日圣躬精神稍旺，惟脊背忽寒忽热，吭嗓仍干，酸甜未减。谨仍原方去丹参、龙眼肉，加北沙参、醋炒柴胡二味，进呈。赐饭毕，回寓。

初二日　黎明进内，辰初传进。仍是三班请脉，请毕退出，至东配殿公议。金云：脉症与昨相仿，宜用原方。时太医院李卓轩云："人参未服。"赐饭毕，散出回寓。儿子翊廷云顷有盐大使薛宝田字莘农、广文仲学辂字昂亭，杭之仁和人，同奉保送入都，寓寺殿前东首小屋内，已经会谈，云晚间欲来敬询皇太后近日脉象。申刻徐殿撰①颂阁枉顾。徐君系儿子翊廷旧友，讲求医理，叙谈片时。酉刻，薛莘农至，适值晚餐，邀同坐谈，至亥正始去。

初三日　黎明进内，辰刻传进。仍三班请脉出，公议立方。脉象平平，脊背凉热，吭嗓仍干，谨议原方加丹皮合逍遥散意进呈。赐饭毕，散出。申刻翁叔平尚书来云：

① 殿撰：集英殿修撰、集贤殿（后改为右文殿）修撰的省称。

奉醇邸^①命，有家丁股上患瘤多年，不能乘马，先为订定，明日午后来诊。叙谈片刻而去。天时尚早，即挈两儿闲步东华门外。

初四日　黎明进内，辰初传进。仍三班请脉，凉热稍减。皇太后问："喉间时有五味之气，何故？"奏云："五味出于五脏，脏有虚热，蒸腾于上，而出于喉，故喉间有此气味。"退出议方，谨仍前方去香附，加枇杷叶一味，进呈。赐饭毕，回寓。时大儿翊廷至西城董效曾处，为其母诊失荣之症。董君常州人，顺天候补知县。又至广大司马处诊外症。言广大司马第中有闲屋五椽，别门出入，可以下榻，嘱余移住，并云薪米皆由大司马供应，藉得为伊诊治，明日可先往一观。

初五日　黎明进内，辰刻传进。请脉出，会议立方。是日皇太后喉嗓异味如故，脊背热处，按摩觉热气散漫，此属肝郁不达。公议原方加鳖甲一味，进呈。赐饭毕，回寓。醇邸家人来，视其症，右股患一肉瘤，长有寸余，头如核桃大，蒂如白果，皮破溢血。嘱以蛛丝缠绕根蒂，约半月瘤枯自落。

初六日　黎明进内，薛莘农、仲昴亭先到，俱在内务府朝房坐谈。卯正一刻，慈安皇太后传薛宝田、仲学辂先进问话。退出，慈禧皇太后传薛宝田、仲学辂先请脉，次则薛福辰、汪子常，再次则赵德舆与余，再次则太医院。是日分为四班，进诊毕，同至东配殿。薛莘农、仲昴亭各

---

①　醇邸：此处指醇亲王奕譞。

立一方，余六人会议一方。凉热稍减，腹中气串水响，胸中嘈杂，食不易消。谨呈原方去柴胡、丹皮，加砂仁、泽泻二味，进呈。

赐饭毕。旨下，明日薛宝田、仲学辂毋庸另立方，合而为一。今日仍服原班公议之方。钦此。散出后，挈大儿至锡蜡胡同广大司马处诊视外症。大司马申说移居之意，邀往相宅。面北五椽，甚为爽朗。约十一日移寓。

初七日　黎明进内，辰初传进。太后旨下，不耐久坐，四班请脉嫌烦。命汪、薛、仲三员停诊一日，先到东配殿，俟薛福辰、马文植、赵天向请脉出，会议立方进呈。赐饭毕，散出回寓。是日，大儿翊廷至西城为刘叔涛祭酒①诊脉。

初八日　黎明进内，辰初传进。余与薛抚屏、汪子常、薛莘农四员请脉，会议立方，以后六人间日更替进诊。谨以原方加续断一味。奉皇太后旨，命去续断，改当归。钦遵，更易进呈。

赐饭毕，散出。至直庐，堂郎中崇星阶述伊亲家患呕吐，邀往一视。其人年五十余，形貌魁伟，呕吐不能纳谷，大便不出，已成三阳结病。脉弦大无伦，阴气垂竭，辞不可治。星阶再三索方，乃议大半夏汤加人乳、姜汁，长流水煎，煎好弹入朱砂少许，服时右手脉门将红绳扎

---

①　祭酒：隋唐以后称国子监主管为祭酒。清末始废。

住。姑服一剂试之。回寓时，前淮关①榷使②海赞廷述其太夫人抱恙，约明日自内出便道往视。

初九日　黎明进内，辰正传进。余与仲昂亭、薛抚屏、赵德舆两班请脉，会议立方。圣躬左胁微痛。谨以原方加香附进呈。时吉林将军进长须参四枝，皇太后命诸臣审视，其色黄，质尚坚，连根须长有八寸。复奏云："可用。"午刻赐饭毕，散出。过薛莘农闲谈。

初十日　换戴暖帽。黎明进内。余与汪子常、薛莘农请脉出，会议立方，仍用归脾汤加香附一味进呈。赐饭毕，出东华门。至海赞廷处复诊，回寓。是日申刻，请徐颂阁侍郎、翁叔平尚书、盛旭人亲家、海赞廷郎中在福寿堂小叙，四点钟后席散。翊廷料理行装，明日赴保定府马松甫处，约三四日后，附轮南归。

十一日　黎明进内。余与薛抚屏、仲昂亭请脉出，会议。圣躬气痛虽愈，夜间少寐。谨于原方加枣仁一味，而同征者颇不谓然，进呈。赐饭毕，散出。是日移寓广大司马第中。

十二日　黎明进内。余与薛抚屏、汪子常、薛莘农请脉，大象甚平。谨仍原方进御。并奏请皇太后，于秋分前后三日，宜用人参一钱或八分，清晨进服。皇太后懿旨云："不愿服参。"复奏："待节后请脉，臣等谨议。"退出。李卓轩私谓余曰："枣仁为太后常服之品，昨因汝等

---

①　淮关：明清时期设于江苏省淮安山阳县版闸（今淮安市淮安区板闸镇）的淮安榷关，控东南沿海诸省税源财赋。

②　榷使：税务官。

争论，药未曾服。"赐饭毕，命内监擎出苹果八十枚，云长春宫院内树上所结，因食之甘，特命分给众人。敬谨叩领，散出。堂郎中崇星阶又邀往视其亲家，服前方四剂，已能食粥，每餐两碗，亦不作吐，惟大便未通。仍服原方，兼服五汁饮。临行嘱曰：饮食勿使过饱，若壅其胃气，再举发，则难治矣。

十三日　黎明进内。余与薛、赵请脉，公议立方，去枣仁，加益智仁、佩兰二味，进呈。赐饭毕，散出。姚子祺中书来，述其尊翁行痹疾状，嘱拟一方。

十四日　黎明进内。小雨路滑，油靴雨盖，家人扶行。至景运门，苏拉扶入朝房。是日，汪子常、仲昂亭与余请脉出，公议立方进呈。赐饭毕，退出。至朝房，约诸君明晚过寓小酌，藉以参议用何古方为主，俱诺而退。

十五日　黎明进内。余与薛抚屏、薛莘农、汪子常请脉。将出宫门，皇上驾到，请慈禧皇太后圣安。内务府大臣师曾行一跪三叩首礼，余与诸人站立两旁，恭候驾过。天威咫尺，幸获仰瞻，洵为荣遇。出，与诸君共议立方进呈。是日赐饭，常馔外，加点心烧烤四簋，因中秋庆节，故得此异数也。饭毕回寓，料理饮馔。酉刻，薛抚屏、汪子常、赵德舆、薛莘农、仲昂亭俱到。酒半以往，余询诸君云："累日恭请皇太后脉象，仍是细缓，此是虚热，抑是虚寒？因何而见五味之气，且有腥味？请各抒己见，主以何方？"汪子常云："我与薛抚屏皆主甘温，子意谅主甘寒。"余云："非主甘寒，目下当先以甘平之味，清其虚热，俟热退再进甘温。我等同沐皇太后天恩，当以圣躬早报大安为要。"诸君然之。

十六日　微雨，黎明进内。仲昂亭、薛抚屏、赵德舆请脉出，公议立方，去益智仁，加霍石斛一味，进呈。赐饭毕，太后旨下，命马文植至宝公府为福晋诊脉。福晋为慈禧皇太后同胞姊妹，故又命佟医士及内务府司员翁同往，着李总管先行知道。遵旨，退出前往。宝公府门卫森严，规模壮丽。文植进诊，审是颠病，已十年卧床不起，但食生米，不省人事。诊毕，辞不可治。公爷坚命立方，因拟泻心汤加琥珀、龙齿、麦冬、竹茹，辞出。宫中自十一日起，至十六日止，每日皆御赐果碟两席，蜜饯各种，俱装花卉。又赏鲜果四盒，白梨、苹果、牛奶葡萄、白桃，自内务府堂官以次，均可携归，矜为宠异。

十七日　黎明，天气甚凉，着棉袍褂进内。余与莘农、子常请脉，面奏宝公爷福晋病情不可治，退出。公议立方，去石斛，加苍术、木香，进呈。赐饭毕，散出。辰刻在朝房时，志蔼云尚书谓余云："军机大臣景秋坪尚书女公子，抱恙已久，请为一诊。"旋即至其第中诊视，缘患咳嗽半年，面白颧红，发热，脉弦滑而数，痰稠如胶。所服皆参芪地黄，肺阴大伤，痰热恋膈，难以收功，姑拟清肺养阴之法。嘱其服后再商。

十八日　黎明进内。是日，湖南巡抚保荐新宁县知县连自华字书樵到京召见。余与薛抚屏、赵德舆请脉，奏云："脉息平平，惟稍弱，气分不足。明日值秋分大节，请进人参一钱。"奏毕退出。会议立方。赐饭毕，回寓。

十九日　黎明进内。仲昂亭患病，禀请内大臣代奏乞假五日。余与薛抚屏、连书樵、薛莘农请脉，会议原方兼进人参。连自华另立一方。赐饭毕，回寓。

二十日　黎明进内。余与汪子常、赵德舆、连书樵请脉。文植奏云："昨值秋分大节，脉象和畅逾恒。太后洪福，大安在即矣。"太后闻之，喜形于色。退出，会议立方，加牡蛎，去苍术，进呈。赐饭毕，旨下，命马文植再至宝公爷府中请脉。趋出，即往复诊。据云已两日不食生米，神气亦稍安静。用原方加减。又至景大司空处诊其女公子，发热咳嗽较轻，痰仍黏腻，脉犹不静。虑难收功，辞退。

二十一日　黎明进内。余与赵德舆、连书樵、薛抚屏请脉出，公议。皇太后昨日召见军机王公大臣，议俄国交涉事宜，忧勤形于脉息。谨议原方加远志、茯神二味，进呈。赐饭毕，回寓。

二十二日　黎明进内。余与薛抚屏、汪子常请脉出，会议立方，谨拟原方去牡蛎，加谷芽、佩兰二味，进呈。赐饭毕，回寓。

二十三日　黎明进内。余与薛抚屏、赵德舆请脉，会议立方，谨仍原方加苍术、木香二味，进呈。赐饭毕，散出。盛旭人来言，王夔石司马之女公子，近患劳症。同往诊视，乃是伏暑症，而治之者以为劳，遂致病增不退，为拟和解法与之。后三五日见司马，叩之已愈。

二十四日　黎明进内。仲学辂销假，命在朝房候旨。汪、薛、连相继请脉。会议原方去苍术，加杜仲，进呈。赐饭毕，退出。

二十五日　黎明进内。连书樵、薛莘农均命在朝房候旨。文植与薛、汪请脉，会议立方，谨仍原方加胡桃肉、破故纸二味，进呈。赐饭毕，散出。

二十六日　黎明进内。湖北制府①保荐盐法道②程春藻字丽芬到京，召见，请脉立方，用桂枝、角霜③等药。余与薛抚屏请脉出，会议，谨仍原方去木香，加桂枝，进呈。赐饭毕，回寓。

二十七日　黎明进内。内监传谕，赵天向在朝房候旨。文植与程春藻、薛福辰、汪守正请脉出，会议，谨仍原方进呈。赐饭毕，退出。内大臣师请视其子妇外症。

二十八日　黎明进内，辰刻传进。余与程春藻、薛福辰请脉。伏审太后圣躬日臻康复。谨仍原方，稍为增减进呈。赐饭毕，散出。又至景大司空处视其女公子，咳嗽发热俱轻，惟痰仍如胶，脉犹不静。辞以难治，且告恐有他变。是日，前贵州巡抚裕时卿中丞至寓乞诊。中丞年迈六旬，两足软弱，头眩心悸，心脾肾三经不足，夹有肝阳。拟调补煎方，告以十剂后再诊。

二十九日　黎明进内，辰刻传进。太医李卓轩私谓余曰："禁中恒例，凡入月，皆遣中使赴药房取当归、益母草、焦山楂、艾叶四味。今晨请脉，当加意慎重。"是日，汪子常下班，余与薛、程请脉，脉象甚平，谨议仍用归脾

---

①　制府：明清两代的总督，尊称为"制府"。
②　盐法道：官名。掌管一省盐政。清代于不设盐运使的省份设置，或以分巡各道兼理。
③　角霜：医集本前有"鹿"。

汤进呈。赐饭毕，回寓。

九月初一日 黎明进内，天气甚寒，辰刻传进。是日，余下班，先至东配殿，程丽芬、汪子常、薛抚屏请脉出，公议立方。赐饭毕，回寓。吴江相国偕其孙过我，命诊脉象，细缓带弦，左寸右关均弱，素有湿痰，心脾不足，肝荣又亏。拟养心脾和肝之法。令孙患痰核，并为疏方。诊毕，叙谈家乡事，许久别去。

初二日 黎明进内。余与薛、汪请脉，会议谨仍原方。赐饭毕，回寓。是日，以无事过裕中丞处。邀至园中四面亭上，啜茗闲谈，日晡方回。

初三日 黎明进内。余与程、汪请脉，会议，谨仍原方去肉桂进呈。赐饭毕，回寓。全中堂来，嘱明日至府中视其少君，坐谈许久始去。是夕大风，余卧房后即广大司马西园，木叶纷飞，剧有淮南之感。

初四日 黎明进内。峭风刮面，寒不能支，池面已有薄冰。余与薛、程请脉。伏审圣躬康豫，臣等不胜忭庆。谨仍原方加益智仁进呈。赐饭毕，退出。过全①中堂处，诊其少君之疾，乃是癫痫，先天本弱，病已数年，发时言语无伦，甚至狂走呼啸，此龙雷之火不藏。用滋水制阳之法。告以是症难求速效。

初五日 黎明进内。不风而寒，粟肌凛凛。是日，余下班，程丽芬、薛抚屏、汪子常请脉出，会议立方进呈。赐饭毕，回寓。

---

① 过全：医集本作"至"。

初六日　辰刻进内。是日，丽芬下班，余与抚屏、子常请脉，谨议用归芍六君加麦冬、香附以益气滋液之剂，进呈。赐饭毕，散出。是日同乡冯伯生太史约往视其太夫人坐①跌吐血症。旭人亲家亦在坐，留作小饮。

初七日　黎明进内。余与程丽芬、汪子常请脉，谨仍原方加半夏进呈。赐饭毕，回寓。孙燮臣侍郎邀余视其子妇痰核。诊后，尽出前方，余择一方与余意见相彷者云：此方医理甚精，多服自效。叙谈契甚，至灯上时始回。

初八日　黎明进内。子常下班，余与丽芬、抚屏请脉。脉平，惟右关缓滑。谨以原方加苍术进呈。赐饭毕，散出。翁敬卿偕其子来就诊偏坠之症。

初九日　黎明进内，余下班，丽芬、抚屏、子常请脉出，谨仍前方加丹参进呈。赐饭毕，回寓。陈聘臣孝廉来拜，聘臣系子怀亲家胞侄，嘱拟方药。去后，偕四儿至四喜园观剧，酉刻方回。

初十日　黎明进内。丽芬下班，余与薛抚屏、汪子常请脉，会议，谨以四君子汤合四神丸进呈。赐饭毕，回寓。偕四儿游隆福寺，观古董铺。

十一日　黎明进内。抚屏下班，余与丽芬、子常请脉，谨仍原方进呈。赐饭毕，散出。过广大司马闲谈，邀余明日酉刻便饭，坐客惟翁叔平尚书，力辞不果。回寓微觉头眩，夜不能寐，肝火上②升，服梨似乎稍爽。

---

① 坐：因。
② 上：原作"土"，据医集本改。

十二日　黎明进内。汪子常下班，余与丽芬，抚屏请脉，谨议原方加怀山药、干荷叶，进呈。赐饭毕，回寓。酉刻过广大司马处，顷间叔平尚书亦至，主客三人，尽欢而散。

十三日　黎明进内。余下班，丽芬、子常、抚屏请脉，会议立方，谨用香砂六君，加淮山药、柴胡、荷叶、半夏、陈皮、土炒当归，缮方进呈。赐饭毕，退出。

十四日　黎明进内。丽芬下班，余与抚屏、子常请脉，谨议原方加杜仲、姜、枣，进呈。赐饭毕，散出。小军机沈叔眉部郎①来，自述胸膺不畅，背膊肺俞部位觉有物流下，自经脉中行至胁肋下，入于肠，即腹鸣欲便，有时解下如涕，已经一年。余谓此属痰饮病，在躯壳之内，脏腑之外，由胃而上于胸膈，攻于背旁，流于胁肋，仍由胃下入于肠。用流气行痰之法，兼进指迷茯苓丸，六剂后再商。

十五日　黎明进内。大风，寒甚。抚屏下班，余与丽芬、子常请脉，谨用原方加香附、法半夏，进呈。赐饭毕，回寓。

十六日　黎明进内。子常下班，余与丽芬、抚屏请脉，谨用四君子合二陈汤，加泽泻、砂仁，进呈。赐饭毕，回寓。裕时卿中丞过我，即留晚饭，谈至更深始散。

十七日　黎明进内。余下班，抚屏、丽芬、子常请脉，谨仍原方加佩兰叶、谷芽，进呈。赐饭毕，回寓。

---

① 部郎：中央六部中的郎官。

十八日　黎明进内。丽芬下班，余与抚屏、子常请脉，谨仍原方进呈。赐饭毕，散出。又至冯伯生处视其太夫人，血疾已愈，惟腰股作痛，用培养肝肾法。

十九日　黎明进内。抚屏下班，余与丽芬、子常请脉，谨议原方去甘草，加藿梗、福曲，进呈。赐饭毕，回寓。

二十日　黎明进内。子常下班，余与丽芬、抚屏请脉，会议立方。李卓轩私谓余云："生冷果品有妨脾气，明日请脉，务宜以节饮食进陈。"谨仍原方加益智仁、灶土①，进呈。方案亦寓节食慎时之意。赐饭毕，午正退出。至内务府朝房，恩湛如员外②招游南北海，文果亭、翁镜安已在彼相候。当即从游，一扩眼界。余少读《水经》至"谷水篇"，盛称景阳蓬莱宫阙之胜。有云：云台风观，缨峦带阜。游观者升降阿阁，出入虹陛，望之状凫没鸾举。当时叹为神居。今者览胜上林，其工制宏丽，景物瑰玮，殆有过焉。生平瞻睹，于斯为盛。

二十一日　黎明进内。余下班，丽芬、抚屏、子常请脉，谨仍原方进呈。赐饭毕，散出。军机沈叔眉部郎来诊，言服六剂，已见轻减，大便下痰甚多，仍原方增减。

二十二日　黎明进内。丽芬下班，余与抚屏、子常请脉，谨仍原方去益智仁，灶土，加熟米仁，鸡内金，进

---

① 灶土：医集本作"灶心土"。

② 员外：本谓正员以外的官员，后世因此类官职可以捐买，故富豪皆称员外。

呈。赐饭毕①。叔平尚书邀余至其第中晚饭。是日，皇上率领王公大臣，恭送穆宗毅皇帝、孝穆毅皇后圣容实录，出东华门，至龙棚，行礼毕。护驾卤簿，严肃整齐。余衣冠立道旁观焉。

二十三日　黎明进内。抚屏下班，余与丽芬、子常请脉。伏审皇太后起居安泰，玉食宣和，实天下臣民之幸。谨议用理中和肝②之剂，宗四君汤，加蜜柴胡、香附、归、芍、砂仁、鸡金、橄榄，进呈。奉旨着去鸡金，加神曲，钦遵，缮进。赐饭毕，回寓。志霭云尚书过我延诊，自述眩晕耳鸣，小溲色黑不畅。诊其脉，系水亏湿蕴下焦，心火肝阳内动。用养阴渗湿清肝之法，生地、龟版、北沙参、黄柏炭、女贞、丹皮、麦冬、怀药、料豆，服三剂当效。

二十四日　黎明进内。子常下班，余与抚屏、丽芬请脉，谨仍原方，柴胡易青蒿，加石脂、石斛，进呈。赐饭毕，散出。翁敬卿偕其子来寓复诊，疝气已愈大半，嘱开丸方，仍用温泄厥阴之法。

二十五日　黎明进内。余下班，丽芬、抚屏、子常请脉，谨仍原方进呈。赐饭毕，回寓，是日未曾出门。

二十六日　黎明进内。丽芬下班，余与抚屏、子常请脉。余谓太医院李云：皇太后万几亲理，宵旰不遑，似宜稍节忧勤，天君自泰。现值燥金司令，偏寒偏热之剂，恐

---

① 毕：医集本后有"散出"二字。
② 肝：医集本作"脾"。

非所宜。谨仍原方加淮药、丹参、青果，去柴胡、砂仁，进呈。赐饭毕，回寓。冯伯生送来酱菜四瓶，裕时卿送来白肥鸭一只，重六七斤。余因脾土不强，易于泄泻，竟未敢下箸。

二十七日　黎明进内。抚屏下班，余与丽芬、子常请脉。皇太后询程春藻："进诊何与诸人不同？寸脉确在何处？"奏云："高骨乃是寸脉。"懿旨复问："本之何书？"奏云："本之王氏《脉经》。"谕："明日将原书呈上。"即退出。谨仍原方进呈。赐饭毕，回寓，刘雅宾太史过寓就诊，诊其脉心肾素亏，肝阳偏旺，因惊而得。心悸欠寐，小溲淋漓作痛，且善疑虑。用养心肾清肝火之法。

二十八日　黎明进内。子常下班，余与丽芬、抚屏请脉，谨仍原方，人参易北沙参，加川石斛，进呈。赐饭毕，回寓。沈君又来复诊，恙已大减，原方加枳壳、炒白术，服之当愈。

二十九日　黎明进内。谕程春藻在朝房候旨，命文植与薛福辰、汪守正请脉，谨仍原方进呈。赐饭毕，至董耀曾处，问翊廷海运保举部文发出否，又为其太夫人复诊失荣之症。

三十日　黎明进内。奉旨，诸医各回原省，留马文植及薛福辰、汪守正照常请脉。嗣后分为两班，太医院一班，马文植、薛福辰、汪守正一班，进诊两日，下班一日。钦遵。谨仍原方，以淮山药易白术，加法半夏，进呈。赐饭毕，回寓。

十月初一日　黎明进内。至朝房，设煤火两炉。向例，十月初一日，设火饭用①火锅。余近火气，辄觉头昏，脱帽稍适。余与子常进内请脉，出，旋商之李、庄二君云："圣躬肺胃二经有热，目下宜专用不清不燥之品。"金以为然。谨议立方，用北沙参、川石斛、法半夏、佩兰叶、枇杷叶、淮山药、竹茹、橘红、茯苓、枸橘叶、红枣，进呈。赐饭毕。时以头昏，凡就诊者一概谢却。

初二日　黎明进内。余与抚屏请脉，谨仍原方进呈。赐饭毕，回寓，静养早眠。

初三日　黎明进内。余下班，抚屏、子常请脉，改用六君汤加香附、砂仁、归、芍，进。文植未与议。赐饭毕，回寓。观书习静，适徐殿撰颂阁暨王侍郎大少君过谈，留共小酌。

初四日　黎明进内。余与抚屏请脉。皇太后命诸臣各立一方进呈，今日且停药。钦遵，退。赐饭毕，回寓。

初五日　黎明进内时忽觉眩晕，至朝房，卧于炕上。辰正传进，即起立正冠，晕跌在地。内大臣见余年老失足，命人扶起，许为面奏。谓余且休息数日，再行进内。命苏拉扶出东华门，升车回寓。

初六日　具呈，请假五日，由内大臣转奏。自诊心肝两部弦劲而数，心火肝阳内动，心悸头晕，夜不成寐。窃思文植以乡曲下士，渥②蒙宠遇，优于诸臣。今皇太后圣躬未卜大安，而同征者各持己见，不获竭一技之长上报主

---

① 火饭用：医集本无此三字。
② 渥（wò 沃）：深厚。

德，稽迟时日，咎戾①滋深，中夜旁皇，惭惧交集。日中与四儿谈医。向晚服药而卧，得睡片刻即醒，辗转反侧，坐以待旦。

初七日　臣马文植呈请内务府太臣代奏事：窃臣于初四日钦奉懿旨命臣等各立一方，今臣抱病，蒙恩赏假在寓调理。思索《内经》两条，一曰：二阳之病发心脾，女子不月，其传为风消，其传为息贲②。二曰：有病胸胁支满，妨于食，病至则先闻腥臊，出清液，先吐血，四肢清，目眩，时时先后血，何以名之？病名血枯③。二阳者，胃也。脾与胃相连，为心之子，思劳伤心，母伤则害及其子。劳倦本以伤脾，脏伤则病连于腑。所以二阳之病发心脾是也。风消，肌肉消瘦；息贲，肺失所养。气虚于上，血亏于下也。胸胁支满，妨食。肺主气，其臭腥；肝主血，其臭臊。金不制木，肝肺皆逆于上，浊不降，清不升，故胸胁满，闻腥臊而吐清液。血不归经，气不周流，故四肢清，吐血，前后血也。又云：心热则口苦，脾热则口甘，肾热则口咸④，肝热则口酸，肺热则口辛。脏阴有亏，故五脏各有虚热，五味出于喉间。以上三条，与圣躬清恙相符。谨拟一方，恭呈圣鉴。

初八日　内务府大臣广云：昨方代奏。传懿旨，发军机处议。奏云：引经发议，颇为精切，方极平稳可服。

---

① 咎戾（jiùlì 旧力）：犹罪过、灾祸。
② 二阳之病……传为息贲：语本《素问·阴阳别论》。
③ 有病胸胁……病名血枯：语本《素问·腹中论》。
④ 咸：原作"盐"。据医集本改。

初十日　病仍如故，复具呈内务府转奏，续假十五天。蒙翁叔平尚书、军机冯伯生太史，广绍彭大司马、徐颂阁侍郎时饷蔬菜诸物。

十四日　苏抚吴健帅差徐巡捕进呈蜜饯贡物。徐君过寓探问圣躬曾报大安，当裁书坿寄吴中丞。裕时卿知余在假中，时常过我谈叙。

至二十五　旧疾稍瘳，而心仍烦瞀。自维衰病之躯，待罪辇下，迄无尺寸之功，辜负圣恩，咎无可逭，遂决意请退。复具疏请内务大臣代奏，乞归故里。

二十六日　翁尚书来云：今早朝，面奉慈安皇太后懿旨云："慈禧皇太后圣躬尚未全愈。外来医生，以马文植为最，着再赏假十日，不准回籍。"伏念臣文植以微浅方技，上膺特达之知，褒赏叠加，均逾常格。亦何敢顾惜身图，渎求退息。惟有策励病躯，希冀报效。

十一月初六日　力疾销假。奉旨命文植与薛福辰请脉。文植敬叩圣安。得旨云：党参久已不服，只用清养肺胃之法。窃思文植十月初二日进呈之方，大致幸合圣意。当奏云：据现在脉象，诚如圣谕，只宜清养。退出，谨议立方。用二陈汤，加北沙参、於术、当归、白芍、杏仁、紫菀、枇杷叶，进呈。赐饭毕，回寓。保定何云藻来，袖出马松甫手书，嘱为其一诊。春间咳血之后，心悸遗精，胸痞作胀，头重而眩，行欲倾跌。形丰，脉滑大，尺垂。此痰湿停中，厥阳上冒于巅。用温中降浊，苓姜术桂二陈，服四剂再诊。

初七日　黎明进内。文植与汪守正请脉，谨仍原方加枸橘叶进呈。赐饭，又赐鹿尾。天珍屡锡，衔感莫名。

初八日　黎明进内。薛、汪请脉，余先至东配殿，谨会议昨方去当归、白芍，加麦冬、桑叶、桔梗、生姜，进呈。赐饭毕，退出。

初九日　黎明进内。文植与薛福辰请脉，请仍原方，加款冬花进呈。赐饭毕，又赐南枣一包。传旨无庸谢恩。闻是枣出山东乐陵，每年贡呈两次，小而无核。蒸食之，味极甘美。

初十日　黎明进内。文植与守正请脉。谨按脉息，两寸虚软，脾肺气虚。拟用於术、淮山药、法半夏、北沙参、款冬花、神曲、杏仁、谷芽、枸橘叶、桔梗、红枣，进呈。赐饭毕，回寓。何君复诊，恙已见轻，惟头觉重。原方加附子。

十一日　黎明进内。薛、汪请脉，谨仍原方进呈。赐饭毕，散出。

十二日　黎明进内。文植与福辰请脉，谨议六君汤加款冬花、紫菀、桔梗，进呈。赐饭毕，散出。内大臣志蔼云尚书来寓，邀至前门，为其令亲某诊治。且云：知不出门已久，奈其病非妙手不起。余辞不获，同往诊视，系淋血之症，年甫二十，病经三月，形神羸瘦，脉细虚数，阴伤火郁。用犀角地黄加龟板、天冬诸药。尚书并招餐菊羹，归来时已初更。

十四日　黎明进内。薛、汪请脉，谨仍原方进呈。赐饭毕，回寓。何君又来复诊。头重已愈，下部有力，胸腹未舒。原方加小茴香。

十五日　黎明进内。文植与福辰请脉，谨议六君子加砂仁、薏仁、谷芽、姜、枣、鸡内金，进呈。赐饭毕，回寓。徐颂阁侍郎招饮，并为其夫人诊脉。

十六日　黎明进内。文植、守正请脉，谨仍原方加苍术八分进呈。赐饭毕，回寓。偕四儿至隆福寺前观杂耍。

十七日　黎明进内。薛、汪请脉。谨案右关滑退，肝部微弦，肺金已清。恭拟原方去款冬花、苍术，加当归、白芍，进呈。赐饭毕，回寓。偕四儿至裕时卿处闲谈。

十八日　黎明进内。文植与薛福辰请脉，谨议原方加益智仁、枸橘叶、桂元肉，进呈。赐饭毕，回寓。

十九日　黎明进内。文植与守正请脉。谕云：昨觉四肢倦怠，口渴较甚。谨案：此气阴未充之象。议仍原方加黄芪三钱，赤石脂三钱，进呈。赐饭毕，回寓。偕四儿至隆福寺观古磁器，颇多可喜者，购数事携归。

二十日　黎明进内。文植与薛福辰请脉，谨议方用归芍六君子加黄芪、砂仁、赤石脂、杜仲、香附、桂元肉、枸橘叶，进呈。赐饭毕，回寓。何君又来复诊，恙已全愈，用温养脾肾法，作丸调理。

二十一日　黎明进内。薛、汪请脉。伏审圣躬稍违时和，谷食虽好，消化仍难。谨议原方加醋炒柴胡四分进呈。赐饭毕，回寓。是日接亲家养斋之信，并婿叔美寄来酱菜、皮丝烟、青果，当即作书报谢。

二十二日　黎明进内。是日李卓轩请假，文植与庄守和一班，薛、汪一班，敬谨请脉，议用原方，茯苓改茯神，加炒淮山药，进呈。赐饭毕，回寓。

二十三日　黎明进内。文植仍与庄守和一班请脉，谨仍原方进呈。赐饭，又赐鹿脯酪饼，珍味殊美，以其余赠裕时卿中丞，所以张君赐也。

二十四日　黎明进内。仍与庄守和一班请脉，谨议原方去柴胡，加法半夏，进呈。赐饭毕，回寓。是夕梦握兰花两朵。九月间接二儿眉生来信，云伊妾陈氏有身，亦佳兆也。

二十五日　黎明进内。李卓轩消假，余与薛福辰请脉，会议立方，谨仍六君子加神曲、鸡内金，进呈。内监传旨云：鸡内金命换一味。谨遵，改用焦山楂，进呈。赐饭毕，回寓。吴江相国过，询近诊圣躬如何？余云：庙算①勤劳，日夕不遑，大安之效，尚难速奏。相国因嘱余于请脉时谏之。

二十六日　黎明进内。文植与薛福辰请脉，谨仍原方进呈。赐饭毕，回寓。翁敬卿过我，延至四牌楼恒通钱庄，为其友诊治外症。诊系阴虚内热咳嗽，而兼肛痛。脉虽见数，尚可调治。用清肺养阴法。

二十七日　黎明进内。文植与汪守正请脉，谨议原方去山楂，加砂仁，进呈。赐饭毕，回寓。徐颂阁侍郎、王侍郎大公子过谈。适四儿自制鸡肉饺，风味尚佳，即留二客晚饭。

二十八日　黎明进内。薛、汪请脉，谨仍原方加香附、青果，进呈。赐饭毕，回寓。广大司马馈天津银鱼。

---

①　庙算：亦作"庙筭"。朝廷或帝王对政事、战事进行的谋划。

徐颂阁赠瓦楞子数升。北人谓之青蛤，较大而味逊于南产。

二十九日 黎明进内。文植与薛福辰请脉。伏审圣躬安泰，无任忭庆。谨仍原方加杜仲进呈。赐饭毕。是日，慈安皇太后、慈禧皇太后赐臣文植等各银二百两。命明日谢恩。

十二月初一日 黎明进内。巳初传进，谢恩，除帽行一跪三叩首礼。礼毕，进前请脉。谨仍原方去石脂，加桔梗，进呈。赐饭毕，回寓。京师自八月至今不雨，亢旱极甚。

初二日 黎明进内。文植与薛福辰请脉，谨议原方去酸收之味，加丹参、泽兰，进呈。赐饭毕，回寓。内大臣志霭云尚书过我，自述头眩耳鸣，诊其脉，洪大而滑。此阴伤火郁，湿蕴下焦。用养阴清肝渗湿法，三剂后再诊。

初三日 黎明进内。文植与汪守正请脉，退谓太医李卓轩曰："似宜停药一二日。"同议，金谓然。赐饭毕，回寓。

初四日 黎明进内。文植与薛福辰请脉，谨议用调气养血之法，以归芍六君为主，加香附、续断、砂仁，进呈。太医李卓轩私谓余曰："皇太后昨未服药，拟再停一二日何如？"余然之。赐饭毕，回寓。

初五日 黎明进内。薛、汪请脉，文植先至东配殿恭候，谨议原方进呈。赐饭毕，回寓。裕时卿中丞过谈，邀明日四喜园观剧。

初六日 辰初进内，辰正传进。文植与薛福辰请脉，退出。李卓轩私谓余曰："昨日皇太后亦未服药。"是日原方进呈。赐饭毕，即出城观剧，向晚回寓。

初七日 辰刻进内，大风。文植与汪守正请脉，出谓李卓轩曰："今日可以进药，或但服参汤亦可。"谨拟方进呈。赐饭毕，回寓。海赞廷来谈。晚刻寄家信，并以东参寄内子。

初八日 黎明进内，巳初传进。文植与薛福辰请脉，谨议用归脾汤去黄芪、枣仁，加石脂、香附、杜仲、谷芽，进呈。赐饭毕，回寓。四牌楼恒通庄又邀四儿复诊肛漏，日暮甫归。

初九日 辰刻进内，巳初传进。请脉，谨议温固下元法，用潞党参、於术、赤石脂、乌梅、诃子、白芍、肉桂、泽泻、余粮、木香、炙草、姜、枣，进呈。赐饭毕，余顾谓同人："明晨请脉时，再谏节省饮食。"金谓然。余回寓，大司马王夔石见赠貂袖棕色巴缎猞猁脊袍，当拟拜璧①，而使云：专诚仿照尺寸做成，万不可却。遵即领下。

初十日 辰初进内，巳初传进。请脉，谨议原方进呈。赐饭毕，回寓。

十一日 辰初进内，巳初传进。请脉，议仍扶脾固肾，用党参、冬术、炙甘草、茯苓、石脂、煨肉果、杜仲、土炒当归、陈皮、谷芽、红枣、煨姜。赐饭毕，回寓。

十二日 辰初进内，辰正传进。请脉，谨案两关兼

---

① 拜璧：叩拜退回赠礼。

滑，脾湿复聚之象，会议原方去石脂，加砂仁、半夏，进呈。赐饭毕，回寓。

十三日　辰初进内，辰正传进。请脉，谨议原方加益智仁进呈。赐饭毕，回寓。忠观察心一来寓，请至后门①视其令亲桂姓喉症。至则已有老医在座立方。主人延至内室。见病人伏床，室中煤火两盆，势焰甚张。时在冬月，久未雨雪，天气亢燥，余急令将火盆撤去。观其喉间，肿而色淡，痰护于咽，舌苔后半白滑，边尖浅绛，脉浮洪，右滑，不甚数，已四日不食。遂用郁矾散泡水含之，吹以秘药，片时即能饮茶一碗，继为立清咽利膈方治之。是症系少阴不足，冬温之气伏匿于里。加以煤火热毒，与亢旱燥风搏结以成。而医者乃用附子、细辛、苦参等治之，不知本于何书也。向闻京师喉症多不可救，至是始悟。回寓后，裕时卿过我，与谈喉症云："近今京师患此疾者甚夥，得痊者仅十之一二。其疫疠流行，非人力所能拯耶？"予笑曰："治不得法也。如桂姓之病，必无死理。"

十四日　黎明进内，巳初传进。请脉，谨议原方进呈。赐饭毕，桂姓来邀复诊，喉肿已消一半，痰涎已少，脉已收敛，食粥已可两碗。仍昨方减去开药，嘱再服一剂当瘳。

十五日　辰初进内，巳初传进。请脉，谨议原方加乌药进呈。赐饭毕，回寓。

十六日　辰初进内，巳初传进。请脉，谨议原方加淮

---

① 后门：此指北京地安门，俗称"厚载门"，亦称"后门"。

山药、佩兰叶进呈。赐饭毕，回寓。

十七日　辰初进内，辰正传进。请脉，谨议原方，加干荷叶饭上蒸以升胃气，恭拟进呈。赐饭毕，回寓。是日得家书，知内子之病于十二月初反复，幸得东参之力以全。

十八日　辰初进内，巳初传进。请脉，谨拟方用六君子加泽泻、砂仁、醋炒柴胡、当归、姜、枣，进呈。赐饭毕，回寓。

十九日　辰初进内，巳初传进。请脉，谨议原方加香附进呈。赐饭毕，回寓。

二十日　辰初进内，巳初传进。请脉，谨议原方砂仁易白豆蔻加佩兰进呈。赐饭毕，回寓。

二十一日　辰初进内，辰正传进。请脉，谨议原方加藿梗五分，去甘草，进呈。赐饭毕，退出。是日，宫中张灯结彩，珠联璧合，盛饰迎年，蔚为丽景，余未进内。时军机大臣王夔石侍郎过寓，嘱视吴江相国，意甚汲汲。散值后即往诊，系冬温。自十四日起，寒热咳嗽气喘，燥热不退，舌绛苔黄，便闭，面有黑气。谛观前方，已用生地、白芍等药，邪热内陷，颇难措手。用清肺降热方，嘱服一剂，明日当再拟议。

二十二日　辰初进内时途遇王侍郎，告以吴江相国病势甚剧。辰正传进请脉，谨仍原方进呈。赐饭毕，散出。即过沈相第中复诊，喘咳稍平，以原方加川石斛、沙参。

二十三日　辰初进内，辰正传进。请脉，谨仍原方进呈。赐饭毕，退出。又赴沈第复诊，病已减半，于原方减去白薇、青蒿，加梨三片，麦冬二钱。

二十四日　辰初进内，已初传进。请脉，谨议归芍六君子加砂仁、香附、醋炒柴胡、姜、枣，拟方进呈。赐饭毕，散出。又赴沈第复诊，脉有变动，喘势复增。据云：昨晚病已大愈，因祀灶致劳，触发旧恙。拟清补法，嘱其家中慎密扶持，虑有他变。

二十五日　辰初进内，已初传进。请脉，谨议原方去半夏，加丹参、桔梗，进呈。赐饭毕，回寓。是日，王侍郎又来问沈相病状，余以危极为对。又去复诊，则病益增剧，急函陈王侍郎，历言不治之状。

二十六日　辰初进内，已初传进。请脉，谨议原方加枸橘叶七片，去生姜，进呈。赐饭毕，回寓。

二十七日　辰初进内，辰正传进。请脉，谨议原方进呈。赐饭毕，臣马文植等伏蒙慈禧皇太后颁赐福字暨绸缎一袭、白金二百两，慈安皇太后颁赐白金二百两，并传旨诸臣齐赴太极殿前丹墀谢恩。大臣志和前领行礼。又传旨明日无庸进内，着初七日请脉。钦此。臣等以微末之技，迭被殊恩，至优且渥，方①之古人，无是荣幸也。

二十八日　至徐颂阁处，约其同②游厂肆。

二十九日　岁除，赴内城辞年，归营家祭。京师风物清异，坡老所谓竹窗灯火，得少佳趣③也。

---

① 方：比拟。
② 其同：原作“同其”，据医集本乙正。
③ 竹窗……佳趣：语本苏轼《与毛维瞻》：“岁行尽矣，风雨凄然，纸窗竹屋，灯火青荧，时于此间，得少佳趣。”

辛巳年元旦 贺岁驰驱，碌碌竟日。

初二日至初六日 皆以暇豫参究经方。于其微妙处，辄泚笔①札记。

初七日 黎明进内。薛抚屏乞假十日。内务府大臣导余与汪子常至体元殿，拜贺天禧如礼，旋即趋前请脉。谨议益气扶脾法，用人参、白术、茯苓、炙甘草、煨肉果、赤石脂、煨木香、杜仲、半夏、陈皮、肉桂、姜、枣、泽泻，又四神丸一钱进呈。赐饭，珍错丰于常馔。

初八日 辰初进内。传文植诸臣请脉，退出至东配殿，谨会议立方。时恭、醇邸同临，周咨博询，忠悫之诚见于词色。赐饭毕，回寓。

初九日 黎明进内，辰正传进。文植等请脉，谨仍原方去泽泻进呈。赐饭毕，回寓。

初十日 黎明进内，辰正传进。文植等请脉，谨仍原方去肉桂，加白芍、苍术，进呈。赐饭毕散出。王侍郎遣使招饮，徐颂阁同席。

十一日 辰初进内，辰正传进。文植等请脉，谨用脾肾双固法。拟方：党参五钱，白术三钱，肉桂八分，炮姜六分，白芍三钱，破故纸一钱五分，肉果一钱，乌梅二个，石脂三钱，炙甘草八分，车前子三钱，粟壳一钱②，四神丸一钱，进呈。赐饭毕，回寓。

十二日 辰初进内，传进。文植等请脉，谨仍昨方进

---

① 泚（cǐ此）笔：以笔蘸墨。
② 粟壳一钱：原脱。据医集本及后文十四日"谨仍原方去粟壳"补。

呈。赐饭毕，回寓。

十三日　辰初进内，传进。文植等请脉，谨仍原方加黄芪进呈。赐饭毕，回寓。

十四日　辰初进内，传进。文植等请脉，谨仍原方去粟壳，加杜仲，进呈。赐饭毕，回寓。下车时触损腰骨，家人扶入，僵卧床头，其痛如折。急以木香、延胡索煎酒服之，并函报内大臣，代奏乞假。

十五日　病少愈，勉强扶坐，转侧犹艰。

十六日　腰痛渐瘳，行动只能俯曲，又服流气活血之药。

十七日　午后，晤广绍彭尚书，告以明日当力疾从事。

十八日　午刻起床，伛偻不能支。

十九日卯正　由军机处牒传速赴大内请脉。余扶病而入，匍匐御坐前。进诊毕，颓唐不能起。太后命总管太监刘、李掖之而出。至东配殿，公议仍拟脾肾双固，加鹿茸、五味子，进呈。旋即回寓。

二十日　辰初进内，传进。文植等请脉，谨议早进丸药，健固脾肾；晚进汤剂，峻补气血。方用党参、柴胡、黄芪、巴戟、桂元肉、白术、茸片、肉桂、炙鳖甲、款冬花、补骨脂、五味子。丸用人参一钱，五味一钱，肉果八分，鹿茸五分，肉桂五分。进呈。赐饭毕，回寓。

二十一日　辰初进内，传进。文植等请脉，谨仍昨方，汤丸并济。药用潞党参五钱，白术三钱，炙鳖甲三钱，鹿茸一钱五分，补骨脂三钱，银柴胡五分，生黄芪三钱，肉桂八分，五味子五分，巴戟三钱，款冬花一钱五分，炙甘草八分，半夏曲三钱，进呈。赐饭毕，回寓。

二十二日　辰初进内，传进。文植等请脉，谨仍昨方加填纳肾气之品，以肾为胃关也，去半夏曲，加砂仁、炒熟地、煨姜、大枣，进呈。

二十三日　辰初进内，传进。文植等请脉，谨仍原方，减肉桂二分进呈。赐饭毕，回寓。徐颂阁侍郎过谭，是夜大雪。

二十四日　侵晨进内，雪深没靴，银界三千，幻为异景。辰正传进。文植等请脉，谨仍原方进呈。赐饭毕，回寓，出前门，至锡金会馆，敦趣薛抚屏速为销假。

二十五日　辰初进内，传进。文植等请脉，谨仍原方加升麻三分进呈。赐饭毕，降阶失足，内监扶起，出内右门，苏拉扶出东华门，乘车回寓。

二十六日　辰初进内，传进。文植等请脉，谨仍原方进呈。赐饭毕，回寓。

二十七日　辰初进内，传进。文植等请脉，谨议原方加减，潞党参五钱，白术三钱，炙鳖甲三钱，鹿茸一钱五分，米炒黄芪三钱，肉桂六分，五味子五分，砂仁炒熟地四钱，陈皮一钱，盐水炒补骨脂三钱，炙甘草八分，巴戟一钱五分，醋炒升麻三分，银柴胡七分，进呈。赐饭毕，回寓。

二十八日　辰初进内，传进。文植等请脉，谨仍原方去升麻进呈。

二十九日　辰初进内，传进。文植等请脉，谨仍原方进呈。赐饭毕，回寓。

二月初一日　辰正进内，传进。文植等请脉，谨仍原方，加茅苍术二钱进呈。赐饭毕，回寓。

初二日　辰初进内，薛抚屏销假。辰正传进。汪、薛一班请脉，文植与庄守和一班，李德立、李德昌一班进诊。会议谨仍原方，加炒干姜八分进呈。赐饭毕，回寓。

初三日　辰初进内，奉旨：着太医院四员恭录方案，自去年三月起。钦此。是日同征诸臣，悉进请脉。谨拟原方进呈。赐饭毕，回寓。冯伯生太史来函，嘱至花石桥为其侄女诊视。既诊，系春温夹痰夹食之症。阅其前方，或暖或凉，毫无把握。嗣又见血，神色昏暗，其象如狂，为定清肺降痰消食之剂。

初四日　辰初进内，传进。文植等请脉，谨仍原方去五味子，加砂仁，进呈。赐饭毕，回寓。伯生来函，云渠侄女服药极效。

初五日　传进。诸臣请脉，谨议原方砂仁炒熟地减去一钱进呈。赐饭毕，回寓。

初六日　奉旨着薛福辰、汪守正、马文植三员轮值，各下一日班，下班之日，先至东配殿会议立方。钦惟圣恩，垂悯衰躯，宽宥失仪之罪，每入必命中使扶持。矜全周密，惶感益深。谨议原方加半夏二钱进呈。赐饭毕，回寓。

初七日　请脉，谨会议立方，去巴戟，加茅术一钱，进呈。赐饭毕，散出。至冯伯生处复诊，病已大愈，但用清养之剂足矣。

初八日　文植下班，先至东配殿，俟诸臣请脉毕，公议谨仍原方进呈。赐饭毕，回寓。

初九日　请脉，谨会议，仍原方进呈。赐饭毕，奉旨赐臣等金钱各五圆，每圆重二两，传命无庸谢恩。

初十日　太医李卓轩乞假五日，并延余诊视，乃春温重症。是日传诸臣请脉，谨仍原方进呈。赐饭毕，回寓。

十一日　传文植与薛、汪、庄、李五人请脉。按右三部有神，左三部稍弱，大象渐臻和平。谨议原方，加当归进呈。赐饭毕，回寓。

十二日　同征诸臣，咸进请脉，谨仍原方加杜仲三钱进呈。赐饭毕，回寓。闻卓轩病剧，遂出前门，至其家观之。热炽伤阴，极可危虑。是日奉旨，十三日着停诊一日，钦此。

十四日　请脉，谨议原方加萸肉、煨姜，去苍术、升麻，进呈。赐饭毕，回寓。

十五日　请脉，谨议原方进呈。赐饭毕，回寓。

十六日　请脉，谨仍原方去萸肉，加半夏，进呈。赐饭毕，回寓。

十七日　佟医士同进请脉，谨仍原方去白芍，加款冬花三钱，进呈。赐饭毕，回寓。诣翁叔平尚书处，因嘱余为拟丸方常服。其所患惟心神不足耳。

十八日　请脉，谨仍原方去红枣，加川贝母、桔梗，进呈。赐饭毕，回寓。

十九日　请脉，谨以益气调脾，兼理肺之剂，用潞党参四钱，白术三钱，黄芪三钱，鹿茸一钱，茯神二钱，半夏三钱，冬花三钱，补骨脂二钱，桔梗一钱，麦冬一钱五分，炙甘草五分，生姜二片，元枣①三枚，进呈。赐饭毕，回寓。

二十日　请脉，谨议原方去麦冬、桔梗，加干姜、杏仁，进呈。赐饭毕，回寓。

二十一日　请脉，谨仍原方加橘红一钱进呈。赐饭毕，回寓。酉刻得家书，知内子病剧。而感念恩遇，私图亦非所敢恤。

二十二日　请脉，谨仍原方加陈皮五分进呈。赐饭毕，回寓。

二十三日　请脉，谨仍原方加醋炒柴胡进呈。赐饭毕，回寓。

二十四日　请脉，谨议原方加减，用潞党参五钱，白术三钱，鹿茸一钱，茯神三钱，砂仁一钱，款冬花三钱②，归身三钱，半夏三钱，炙甘草五分，破故纸二钱，木香五分，煨姜二片，柴胡五分，进呈。赐饭毕，回寓。

二十五日　请脉，谨仍原方进呈。赐饭毕，回寓。闻李卓轩不起，痛悼无似，亲往吊之。

二十六日　请脉，谨仍原方加炒苍术进呈。赐饭毕，回寓。

二十七日　请脉，谨仍原方进呈。赐饭毕，回寓。

二十八日　请脉，谨仍原方去款冬花进呈。赐饭毕，

① 元枣：也称元枣子、小猕猴桃，为猕猴桃科植物软枣猕猴桃的果实。
② 鹿茸一钱……款冬花三钱：此17字医集本无。

回寓，为冯松生太史诊疾。

二十九日　请脉，谨仍原方加神曲、砂仁，进呈。赐饭毕，回寓。

三十日　请脉，谨仍原方进呈。赐饭毕，回寓。

三月初一日　晨起，头眩、心悸，腰痛诸病俱作，神色暗然。急命四儿缮禀，申请内务府代奏乞假五日。

初二日至初六日　杜门卧疾。枉过①者概行辞谢。

初七日　奉两宫懿旨，特赐臣文植白镪四百两。谨申请内务府大臣代奏谢恩，并请续假十日。

初八日　子常过问余疾，述其郎君春温十日，邪热内陷，病将不起，嘱为疏方。

初十日　子常来函，述其子之病，幸服药得退。

十二日　子常过谢，且问余疾。见余心神恍惚，言语颠倒。谓非旦夕所能求痊，许向内大臣代为陈告。

十五日　午刻，志蔼云尚书来问疾。余卧尚未起。尚书私谓四儿云："而翁病剧，吾当代为陈情，不使久留京师也。"

二十一日　内监某来问病，晤于卧榻侧，少顷即去。

二十五日　病益剧。自顾衰朽，重负圣恩，内疚滋甚，不得已，复申请内务府代奏，乞赐回籍调理。是日，志尚书面奏，仰蒙太后垂询臣文植病状。当时，内大臣暨汪守正等咸以文植委实病重，臣等亲见。

二十六日　卯刻，奉旨：马文植着回籍。钦此。是日

①　枉过：来访。枉，屈就，用于别人，含敬意。

午刻，又奉旨赐臣文植白镪六百两。扶病望阙谢恩。伏念文植幸遭睿赏，殚竭微艺，上赞太和，而力小任重，衰病骤增，渥被鸿恩，归骨乡井，抚心循省，感激涕零。惟有旦夕馨诚，叩祝慈晖升恒益盛，草茅下士长依福荫，以遂生全，率臣子、臣孙，同上万年之颂，稍伸衔感私忱，实不胜生平大愿。

二十八日　扶病治装。徐颂阁侍郎来函送行，并贻汉玉拱璧一方。景尚书使赠五十金，为余办装，辞不受。午后出城，宿蕴和钱店。钱少詹欲往潞河盛杏荪处，来约同行。

二十九、三十两日　大雨，车不能行。翁叔平尚书遣使送行，并赠荷囊、针黹数事。

四月朔日　午后，雨少止。放车前行，辚辚轮铁中，屃病之躯极其苦楚。至是，始知行路难矣。初更抵潞河东门。四儿与钱少詹夜阑始至。

初二日　买舟之津门。七十二沽风景略似江乡，无如病眼昏沉，转不解领其佳趣。

初三日　驶风疾行。

初四日　侵晨抵天津。闻保大轮船已泊紫竹林，即打点行李上船。

初五日　展轮南下。海程风定，幸无颠簸之苦。头眩诸疾，得以稍减。

初六日　晓过烟台，夜渡黑水洋。

初七日　寅刻停轮绿水洋约一时许。闻船主云前面忽现山形，以千里镜窥之，乃鲸鱼喷水作势也。

初八日　午后抵沪，余以衰病，顿阻游兴。

初九日　买舟入吴，夜泊黄渡。

初十日　抵昆山。朱吟梅门生来舟，略话春明近事。

十一日　抵苏州，命舆至养斋处小话。旋谒吴中丞，告知圣躬渐复康豫。中丞喜甚。嘱余为其太夫人诊疾。

十二日　诸戚旧先后过谈。远客乍归，应接不暇。

十三日　身子疲倦特甚，养斋嘱静养一日，再行还孟。是日，养斋陪余掩关静坐。

十四日　仍住养斋处。

十五日　早解维，晚泊无锡。

十六日　暮，抵常州。

十七日　抵石桥湾。遇唐君道仲、徐君秉思，询来儿子翊廷处就诊。

十八日　午后到家。计自天鉴①以及旋返，共阅九月二十二日。以偏长薄技，得邀入觐宫闱，实始愿所不敢及此也。爰详录始末，付诸剞劂，以志恩遇之盛。

---

① 天鉴：天子召见。

跋

　　余夙慕培之马征君名，以不得一见为憾。岁癸未，闻君侨居吴门，欣然命驾，至则浼吴仲英司马为介绍。先以拙著《医话稿》就正。接见之下，穆然霭然，不鄙弇陋①，遂订交焉。于是时时过从，相与切劘②。复得备闻光绪庚辰，慈禧皇太后以忧勤积劳患心脾不足证，久不愈，乃诏各督抚征天下医士，江苏巡抚吴公以君进。遂奉命日值请脉，主稿立方，历八月之久。而皇太后悉臻康复，圣躬大安，乃乞归，归则医名愈隆，天下无不知有马征君。余之初见征君也，意其负盛名，必立崖岸，不可近，孰料谦和竟若是。一日出所著《医论》数十条见视，皆数十年读书阅历所心得，尤切中时弊。读竟叹服，怂恿付梓，君亦首肯。旋即返里卒岁。次年甲申，春冬两至吴下，与君践前约，谋代刻《医论》。君乃谦逊不遑，谓未能自信，不敢出而问世。其虚怀谦抑复若是，转形拙稿之刻为不知量矣。

　　今春三月，复来吴。君出视《纪恩录》。受而读之，仰见奏对称旨，剀切陈言，方药而外，复寓调燮之至意，忠诚恳恳，溢于楮墨间。是以异数屡邀，叠荷恩赏珍品，亲承天语之褒嘉，复赐匾额以彰其学。恩遇之隆，医侪莫匹。每散直后，旁及王公大臣家之困于病者。其不可为者

---

① 弇（yǎn 眼）陋：见识浅陋。
② 切劘（mó 摩）：切磨，切磋相正。

则直言以决之，可为者则数剂以起之。《录》中所载方案，议证立法详审，具有本原，非数十年读书阅历，曷克臻此！后之读是《录》者，毋第以荣宠之过人而羡之。余不敏，弱冠即究心医事，明知厥理精微，而好为其难，垂四十余年惴惴焉惟以出入之是惧。兹得获交于征君，读其书，复聆其绪论，得以商榷旧学，略窥深蕴。为跋征君书附及之，以志忻幸。征君家传医学已六七世矣，尤精于外科，闻其历传效方甚夥。余知征君素抱济世心，异日必举历世所秘者公诸世，且必更出生平著述，删繁就简，仰承御赐匾音"务存精要'之意而寿诸世。则不独余之幸，亦天下后学之幸也。

光绪十二年丙戌秋九月会稽赵彦晖跋

校注后记

在中国医学史和中医文献史上，《北行日记》《纪恩录》是两部非常独特的著作。其独特之处有四：其一，二书从不同侧面记录了同一件大事——清末地方名医应征入宫为当时中国最高统治者慈禧太后治病。其二，是医案著作，而采用日记体；是宫廷医案，而为地方名医所撰。其三，记录了大量清末宫廷内外的场景与官场人物；其四，还有丰富的诗词唱和、古史考辩、医史点评、名物训诂、人物品藻等内容。如此具有丰富宫廷史料和浓厚文化内涵的日记体医案著作在中医古籍中实属罕见。也正因于此，《北行日记》《纪恩录》二书堪称研究晚清宫廷史、清末医学史的珍贵文献。

一、作者生平事迹

《北行日记》作者薛宝田（1815—1885），字心农（一作莘农）。清代江苏如皋县丁堰镇人。薛氏曾祖薛梅苑，乾隆年间以八十高龄奉命驰赴易州，治愈了乾隆帝十额附的病。父亲薛银槎也是国手。出身于岐黄世家的薛宝田，"能世其家，于岐黄诸书无不得其奥秘"。道光年间，他以明经身份"任上元县教谕"，46岁时改任醝尹，分发浙江候补。浙江上层人物知其精于医术，纷纷请他治病，由此医名大著。后薛氏奉命主持浙江官医局，在官医局中，他不仅是"奉委主其事"的官员，更是一名出色的医生。他"切脉既真，临诊亦黟"，既精于医理，又有丰富的临诊经验，一时求其诊治者"踵相接"。由此名满杭州，"大府寅寮咸器重之"。光绪六年（1880），慈禧太后患病，太医诊治罔效，于是向各省征召名医。浙江巡抚谭锺龄向朝廷保荐了薛宝田。农历七月底，薛氏抵达北京，经过内务府大臣会同太医院堂官察看面试，认为他"医学脉理，均极精通"，至八月初，替慈禧请脉治病。薛氏在清宫"当值"44 天，为慈禧请脉 15 次，立方 20 余，慈禧的病渐渐向愈。十月初，薛宝田与仲昂庭奉旨返原省。薛氏不仅医技出众，且有丰富的文史见识及诗才。清末经学大家俞樾称其"论医、论诗、论经史疑义，悉中肯綮"。他的主要著作有《症治管窥》《北行日记》和《莲因集》等。

《纪恩录》作者马文植（1820—1903），字培之，清代江苏武进县孟河镇人，孟河医派四大名家之一。祖父马省三、父亲马伯闲，皆精医学。文植幼丧父母，随祖父习医，侍诊十六年，尽得其传。擅外科、喉科，尤长于内科，而其内科医技为外科医名所掩。光绪六年（1880），江苏巡抚吴元炳承旨举荐马培之应征入京，为慈禧太后治病，故人称"马征君"。马氏入宫请脉立方，得太后"脉理精细"之赞赏，诏令诸医会诊由马培之"主稿立方"。在京当值七月，治愈太后之疾，受赐匾额、帑金回归故里。马氏前后受赐匾额两方，一为"福"字匾，乃光绪六年腊月廿七日太后赐。一为"务存精要"匾，乃马氏回籍数月后，慈禧圣躬大安，特命南书房翰林所书，诏令江苏巡抚委官赍送其家。"务存精要"取典《魏书·宣武帝纪》："永平三年诏曰：经方浩博，流传处广，应病投药，卒难穷究。更令有司集诸医士，寻篇推简，务存精要，取三十余卷，以班九服。"俞樾云："虽儒臣撰拟，而与前所奉'脉理精细'之谕正相符合矣。"自此，马培之名震四海，大江南北几于妇孺皆知。马氏晚年寓居无锡、苏州，其在苏州设诊之地至今仍称"马医科巷"。马培之是清代孟河医派的代表人物之一，主张外科当明脉理，认为外科实难于内科，除诊断、刀针手法需有真传外，还要有深厚的内科基础。曾云："用药非精熟《灵》《素》，按脉辨证，平章阴阳，无以应手辄效"。著有《外科传薪集》《马培之外科医案》《医略存真》《纪恩录》等书。从学弟子甚众，著名者有丁甘仁、巢渭芳、邓星伯、贺季衡、周企棠等。

除以上二书作者外，还有一位在二书中皆多次提及的由浙江巡抚举荐随薛宝田一同北上的应征御医仲学辂，字昂庭，钱塘（今浙江杭州）人，以举人任淳安县教谕。仲氏博览群书，精医，熟知本草，善用古方，为钱塘医派后期的重要代表人物。光绪六年七月，仲氏与薛宝田同征入京，为慈禧治病。归而主浙江官医局。俞樾因病误治，恨俗医下药辄增人病，愤而作《废医论》。后延仲昂庭治，病始愈。俞樾弟子章太炎特作《仲氏世医纪》以赞之。清末民初伤寒名家汪莲石对仲氏医德医术褒扬有加，视为楷模，汪氏曰："余于仲先生之学无能为役，惟此心其庶几乎?"仲氏推崇张志聪《本草崇原》，遂仿此书体例辑《本草崇原集说》，旁采诸家精义，并参以己见，加以评论。其书未及誊正即殁，章太炎曾就其原稿誊录补正，厘为三卷，后附《本草经读》注，刊以行世。

二、版本流传概况

据《全国中医图书联合目录》（简称"联目"）与《中国中医古籍总目》（简称"总目"）记载，《北行日记》有两个版本，一为清光绪六年庚辰（1880）刻本，一为河南人民出版社 1985 年排印本。此次整理发现，《联目》《总目》著录为光绪六年（1880）皆误，此书准确的刊印时间当为清光绪八年（1882）。详细考证见"校注说明"。《纪恩录》，《联目》《总目》均只著录一个版本——清光绪十八年壬辰（1892）刻本。《孟河四家医集》（1985 年江苏科学技术出版社第一版，2006 年东南大学出版社再版）中也收录有《纪恩录》，据 2006 年该书再版时的"整理说明"介绍，《纪恩录》首刊于光绪十四年（1888），再版于光绪十八年（1892）。《孟河四家医集》中收载的《纪恩录》（以下简称"医集本"）是以光绪十四年首刊本为底本，光绪壬辰仲秋重镌本为校本。此次整理，虽多方调查搜寻，光绪十四年首刊本仍不可得，无奈，此次校注只能以光绪十八年壬辰本为底本，以"医集本"为校本。也许因为书名与医无涉，《北行日记》《纪恩录》在医学界流传不广，但二书因其特殊的文体与内容，受到文史学界的青睐，2006 年学苑出版社出版文史类丛书《历代日记丛抄》，《北行日记》《纪恩录》双双被影印收录其中，其影录底本分别是"光绪七年刻本"（实为光绪八年刻本）与"光绪十八年刻本"。

三、著作内容与价值

《北行日记》《纪恩录》均以日记体全景式展现了应诏入京请脉治病的全过程，包括往返京城的旅途见闻，沿途及京中的官场酬酢，入宫当值为慈禧请脉立方，奉旨或应邀为皇亲国戚与高官亲属诊治疾病，以及诊病之余的医史古籍点评、诗词唱和、名物训诂……不一而足。因作者个人素质、喜好、特长及在京时间各异，《北行日记》记录诊治慈禧与官员亲属的内容相对不多，却留下了诸多文史点评、人物品藻与大量诗作。此外也许是官宦世家交际广泛的缘故，《北行日记》书前赠序赠诗颇富，共计有14位上司、同僚、世交、朋友的赠序，8位故交的赠诗20余首，这在中医古籍中是鲜见的。这些赠序赠诗多为褒颂捧场之作，可一窥晚清官场格局与文化风气。《纪恩录》则与此相反，作者马培之是出身于世医之家来自名医荟萃之地孟河的专职医师，在此次应征入宫请脉的八名御医中，唯马培之无官职，其被举荐独因医术名重乡里。马氏自言："以偏长薄技，得邀入觐宫闱，实始愿所不敢及此也。"应征入宫后因医理高明，医术精湛，被慈禧太后钦定为主稿医师。因此《纪恩录》记载的内容以诊治疾病为主，附带记录往返旅途风光，京中所见所闻，宫中礼仪、赐赠物品等情事。诊治疾病又分主副二线，主线逐日记录了诊治慈禧的主要经过，其中大部分内容为慈禧每日的脉证及用药案方，还包括请脉立方过程中各地同征诸医之间，外征御医与宫中太医之间微妙的人际关系。副线穿插诸多马氏在入宫请脉立方之余奉旨或应邀诊治京中皇亲国戚及高官家属的案例。这些宫外的医案资料虽然零散，却大都有复诊记录，若加以缀接，可以理出20多则精彩的马氏医案。据笔者初步梳理，这些医案涉及内科、外科、喉科、精神科、传染科，计有呕吐、痰饮、癫痫、咳嗽、行痹、虚劳、心悸、吐血、血淋、眩晕、痰核、疝气、肉瘤、肛瘘、喉症、癫病、失荣、春温、冬温、伏暑等。试举数例如下：

1. 治沈叔眉部郎痰饮病案

九月十四日"小军机沈叔眉部郎来，自述胸膺不畅，背膊肺俞部位觉有物流下，自经脉中行至胁肋下，入于肠，即腹鸣欲便，有时解下如涕，已经一年。余谓此属痰饮病。在躯壳之内，脏腑之外，由胃而上于胸膈，攻于脊旁，流于胁肋，仍由胃下入于肠。用流气行痰之法，兼进指迷茯苓丸，六剂后再商。"

九月二十一日"军机沈叔眉部郎来诊，言服六剂，已见轻减，大便下痰甚多，仍原方增减。"

九月二十八日"沈君又来复诊，恙已大减，原方加枳壳、炒白术，服之当愈。"

按：《金匮要略·痰饮咳嗽病脉证并治》云："痰饮者，水走肠间，沥沥有声"。《是斋百一选方》卷五第六门曰："伏痰在内，中脘停滞，脾气不流行，上与气搏，四肢属脾，滞而气不下，故上行攻臂。"沈氏主证：与上二条相似，故马氏诊为痰饮病，但方却未选《金匮》治痰饮主方苓桂术甘汤，而用流气行痰法兼进指迷茯苓丸。当是考虑病者患痰饮病已经一年，已成伏饮积痰，苓桂术甘汤恐难胜任。故加强流气行痰之力而非主用温药和之。兼进指迷茯苓丸，是因为此方中除苓、夏渗湿燥湿，枳壳行气外，还有一味风化朴硝，取其软坚破结、消痰之功。芒硝用治痰饮，其实亦源于《金匮》。《金匮要略·痰饮咳嗽病脉证并治》云："膈间支饮……得之数十日，医吐下之不愈，木防己汤主之。虚者即愈，实者三日复发，复与不愈者，宜木防己汤去石膏加茯苓芒硝汤主之。"方后语："分温再服，微利则愈。"加芒硝也是为了使痰饮从大便而去。

2. 治冯太史侄女春温夹痰食案

二月初三日"冯伯生太史来函，嘱至花石桥为其侄女诊视。既诊。春温夹痰夹食之症，阅其前方，或暖或凉，毫无把握。嗣又见血，神色昏暗，其象如狂，为定清肺降痰消食之剂。"

二月初四日"伯生来函，云渠侄女服药极效。"

二月初七日"至冯伯生处复诊，病已大愈，但用清养之剂足矣。"

按：春温是感受春季温热病邪而致的一种急性热病。因正虚邪袭，病邪易于入里，故起病之初，即可见里热炽盛之症，若病情发展，或失于误治，则可向营血分深入，出现神昏、动血、动风之症，若救治不力，或阴液耗竭，则导致死亡。本案是春温误治，邪入营分兼夹痰食之变证。前医不识春温，辨证不明确，故选方用药毫无定见，或用温热，或用寒凉，以致出现见血、神昏、如狂等危重复杂证候。此时马培之洞若观火，慧眼独识，针对此危重证候，确定相应治则，投以清肺降痰消食之剂，一剂即见效，又服三剂，病已大愈，继用清养之剂善后。

3. 治宝公府福晋癫病食生米案

八月十六日"太后旨下，命马文植至宝公府为福晋诊脉。福晋为慈禧皇太后同胞姊妹，故又命佟医士及内务府司员翁同往，着李总管先行知道。递旨。退出前往。宝公府门卫森严，规模壮丽。文植进诊，审是癫病，已十年卧床不起，但食生米，不省人事。诊毕，辞不可治。公爷坚命立方，因拟泻心汤加琥珀、龙齿、麦冬、竹茹，辞出。"

八月十七日"面奏宝公爷福晋病情不可治。"

八月二十日"赐饭毕，旨下，命马文植再至宝公爷府中请脉。趋出，即往复诊。据云已两日不食生米，神气亦稍安静。用原方加减。"

按：此案为癫病痼疾，患者不省人事，但食生米已十年。病情积重难返，治疗无以着手。故马氏诊脉毕，当即辞不可治。次日进宫，再向太后面奏福晋之病不可治。在宝公爷坚命下，马氏果断用经方金匮泻心汤（大黄、黄连、黄芩）主以清心泻火，加琥珀、龙齿以安神定志，麦冬滋阴润燥，竹茹清热化痰。以方测证，患者当是心火亢盛，神躁不安，兼夹痰热之证。审证准确，方药精当，故十年痼疾，仅服两剂即奏效，"已两日不食生米，神气亦稍安静"，效不更方，仍守原方加减。

上述皆为疑难重症，医生辨证施药极为棘手。而马氏临危不乱，在准确辨证的基础上，或主用经方加味，或兼用时方，使危笃之病化险为夷，使多年痼疾出现转机，足见马氏对内科杂病证治之精熟，其内科之精湛医术实为其擅长外科之名所掩矣。

4. 治忠观察令亲桂某喉症案

十二月十三日"忠观察心一来寓，请至后门视其令亲桂姓喉症。至则已有老医在座立方。主人延至内室，见病人伏床，室中煤火两盆，势焰甚张。时在冬月，久未雨雪，天气亢燥，余急令将火盆撤去，观其喉间，肿而色淡，痰护于咽，舌苔后半白滑，边尖浅绛，脉浮洪，右滑，不甚数，已四日不食。遂用郁矾散泡水含之，吹以秘药，片时即能饮茶一碗，继为立清咽利膈方治之。是症系少阴不足，冬温之气伏匿于里。加以煤火热毒，与亢旱燥风搏结以成。而医者乃用附子、细辛、苦参等治之，不知本于何书也。向闻京师喉症多不可救，至是始悟。回寓后，裕时卿过我，与谈喉症云：'近今京师患此疾者甚夥，得瘥者仅十之一二。其疫疠流行，非人力所能拯耶？'予笑曰：'治不得法也。如桂姓之病，必无死理。'"

十二月十四日"桂姓来邀复诊，喉肿已消一半，痰涎已少，脉已收敛，食粥已可两碗。仍昨方减去开药，嘱再服一剂当瘥。"

按：此案是一例彰显马培之喉科神术的验案。析病者喉症成因有三：一为内因，"少阴不足，冬温之气伏匿于里"；二为外因，京中入冬久旱，"久未雨雪，天气亢燥"，加之"室中煤火两盆，势陷甚张"，"煤火热毒，与亢旱燥风搏结以成"；三为前医误治，殆见"喉间肿而色淡，痰护于咽，舌苔后半白滑"，又时值冬令，前医遂误用附子、细辛等辛热之品，又虑此症有湿热，再加苦参，以致杂投。至马氏来诊之时，病者"已四日不食"。此症实为喉痹，又称喉闭。马培之曾云："痹者，闭塞之谓。非不仁之谓。痹症汤饮犹可通，若闭则水浆不能入矣"，此"四日不食"，实已水浆不入矣（观其后含郁矾散，吹以秘药后"片时即能饮茶一碗"可知）。病情已臻危重，但马氏临证不乱，首先"急令将火盆撤去"，以除煤火热毒。又观喉、察舌、切脉，发现喉中"有痰护于咽"。"有痰者稍轻，无痰者重"，故马氏胸有成竹，即用郁矾散泡水含之，此方为马培之所创秘方，又称白金丸、矾郁丸，用白矾、川郁金等分，研细，共和匀，皂角汁为丸。再吹以秘药（此方亦系马氏所创，亦可能是其祖传秘方，用药多达75味，先后经过多次加工工序始制成，秘药组成及制法见《新增马氏试验秘方》），以开痹豁痰，药后片刻见效，"即能饮茶一碗"，闭开痰豁，水浆能入，危症立见转机，遂击鼓再进，"为立清咽利膈方治之"。次日复诊，"喉肿已消一半，痰涎已少，脉已收敛"，肿消痰除，食道障碍得去，故"食粥已可两碗"，至此，危症已经向愈，继用"昨方减去开药，嘱再服一剂当瘳"。整个治疗过程干脆利落，二剂即瘳。

从其友裕时卿口中又道出近年来京师患喉痹者甚多，人们视其为疫疠，治疗得痊者仅十分之一二。结合此症之前医误治，马氏始悟"向闻京师喉症多不可救"之理，非病不可治，乃"治不得法也，如桂姓之病，必无死理"。笑语中透露出名医的欣慰与自信。

从以上这些宫外医案，足见马培之对《黄帝内经》《伤寒论》《金匮要略》等中医经典之娴熟，对伤寒、温病、内科、外科病证诊疗技术之精湛，充分展示了孟河名医胸有成竹，临危不乱的大医风采，及力挽狂澜，妙手回春的精湛医技。故《纪恩录》一书不仅对清末医学史、清末宫廷医案研究具有参考价值，而且可以作为孟河名医马培之及孟河医派临证医学思想研究的重要辅助资料。

由于二书作者同是应征御医，共同参与为慈禧请脉立方的诊疗过程，二人在京曾有两个月的共事交集。同一件事实由不同的当事人来描述，既可互相补充、印证，又可循不同的视角探究史实本身。因此将《纪恩录》与《北行日记》两书对比阅读，不仅可使人对光绪庚辰各地名医应征进京为慈禧诊病这一史实有更全面的认识，还可从中发现一些有价值的线索和有意思的细节。以下试举几例：

宫中对于各地应征御医初次为慈禧请脉前有严格的考较制度。如《纪恩录》载马培之在为慈禧请脉的前一日接受内务府面试，当场有内务府尚书、侍郎、郎中及太医院太医，太医院院判李卓轩一边问马培之"向读何书？"一边论及慈禧病情："圣躬自二月至今未庆大安，头绪极多，大要起居饮食时有不适。"马培之回道："李东垣有言，饮食不节，起居不时，病在脾胃。"卓轩接云："是极。"次日马培之入宫为慈禧请脉后，奉旨面奏脉象病机，并在太后详喻原由后撰案立方，使太后大为满意，"顷间，李太监传旨云：马文植所拟方药甚佳……明日同议，着马文植主稿。"如此一来，便确立了马培之在会诊群医中的主导地位。《北行日记》也载薛宝田为慈禧诊治前一日往内务府大堂面试，太医院院判李卓轩问："温、瘟二字有何分别？"薛答："冬伤于寒，春必病温。冬不藏精，春必病温。比户传染谓之瘟，吴又可论之详矣。"经过如此一番问答后，"内务府具奏：医学、脉理均极精通。"次日，薛氏至长春宫为慈禧请脉后面奏立方，案方草稿呈内务府、太医院看后，用黄笺折子楷书，进呈太后御览。翌日，内务府大臣传慈禧懿旨："浙江巡抚谭所荐医生，看脉立方均尚妥。"

二书中皆有一段关于慈禧命诸医观赏吉林将军所进长须人参的记录。《纪恩录》云："初九日……时吉林将军进长须参四枝，皇太后命诸臣审视，其色黄，质尚坚，连根须长有八寸。"《北行日记》载更详："初十日丙午……时吉林将军进人参两枝。皇太后命各医看，连根须长尺许，其色金黄，其纹多横，其质坚硬。尝其须，味微苦，渐回甘。嚼之津液满口，须臾融化，真上品也。"细对二书所录，发现同中有异：首先时间不一，马氏记为初九，薛氏却录作初十。其次，人参枝数不同，马氏云四枝，薛氏言两枝。怎么会有如此差异？再细考两书，原来诸医每日入宫当值，是轮班进慈禧长春宫中请脉，并非每人都进。初九日，是仲昴庭、薛抚屏、赵德舆、马培之请脉，而薛氏与汪子常未进，在东配殿等候。初十日，薛氏与马培之、汪子常请脉（因马氏是立方主稿医生，故须每日请脉），他医在外等候。而慈禧在初九、初十两日都取出长须人参，分别让两批不同的医生观赏，初九取出四枝，初十取出两枝。薛氏初十看到，记录于初十，故是两枝人参。而马氏初九、初十都看到，记录于初九，故是四枝。此外，薛氏胆大，观赏时暗地掐了些参须尝试。

如果能对二书深入细致地比对研究，相信可以发掘出更多的史料，可以使人对这一场清末御医大会诊有更全面清晰的认识。

四、校注价值与体会

《北行日记》自清光绪八年（1882）首刻后没有再版，直至1985年河南人民出版社据清刻本出版了简化字排印本。有少量字词校注。《纪恩录》首刻于清光绪十四年（1888），再版于清光绪十八年。直至1985年江苏科学技术出版社出版《孟河四家医集》（简化字排印）时收录其中，只对极少字词作了校注。后2006年东南大学出版社再版《孟河四家医集》其中亦收载了《纪恩录》，校注基本同前。综上所述，《北行日记》《纪恩录》二书问世至今已一百二十余年，但因书名与医无涉且文体、内容特殊，在医界未引起重视，流传不广，阅读研究者鲜少。虽有少量排印本出版，均未对原书作深入细致的校注整理，许多冷僻字词、疑难语词均未作考证注释，给读者留下大量阅读困难与障碍，甚至还带来新的讹误。因此，此次对《北行日记》《纪恩录》二书进行深入细致的全面整理是非常及时和必要的。

《北行日记》《纪恩录》的版本情况比较简单，《北行日记》只刻过一次，此次整理通过调查分析与考证，确定其版本是清光绪八年（1882）刻本，纠正了《全国中医图书联合目录》与《中国中医古籍总目》两部中医联目的著录错误。《纪恩录》刻过两次，首刊于清光绪十四年（1888），再版于清光绪十八年。两部中医联目均只著录清光绪十八年。遗憾的是，此次整理未能找到初刻本作底本。

《北行日记》《纪恩录》二书中有诸"多"：古代官职名多，官府机构名多，古人名多，古地名多，成语典故多，文言语词多，冷僻字异体字多，清宫场景（礼仪制度、建筑器物等）多……这些名物典故给校注整理增添了难度。《北行日记》的十几篇序多用毛笔手写，故异体字、俗写字多。又因序中涉及太后、皇帝、朝廷，故在版面上有较多表示尊敬的"框内提行"与"上框抬头"的书写格式，也是中医古籍中不多见者。此外二书中诊治京中皇亲大臣亲属的零星医案多，很多都有复诊记录，但因采用日记体，每个医案都是不连续的，往往隔几天又提及此案，记述复诊情况，故阅读时需加注意。

笔者在10年前初读《北行日记》《纪恩录》二书，并作了专门研究，本以为此次作校注整理会比较省力，孰料并非如此，几年做下来，往往为注一词，踟蹰半日，为释一典，盘桓数天。故深深体会到阅读古籍与校注古籍是两件完全不同层次的事情。二书的校注工作虽然颇费时力，但笔者仍感到受益匪浅。这不仅体现于10年前初读时的疑惑和误读得到了冰释与纠正，而且感觉自己对清光绪六年（1880）的这场御医大会诊有了全面立体的审视，对古代的名物（包括官职、机构、地名、物名等）、礼仪制度、清末社会文化、古代文言语词……有了更清晰的认识。对二位清末名医尤其是马培之的精湛医技和医疗智慧有了更深刻的体认。

相信读此二书者会有所收益。希望清代医学史、晚清宫廷史、孟河医派的研究者能从此二书中获得有价值的史料。

总 书 目

诊　　法

针灸推拿

本　草

方　书

卫生编

袖珍方

仁术便览

古方汇精

圣济总录

众妙仙方

李氏医鉴

医方丛话

医方约说

医方便览

乾坤生意

悬袖便方

救急易方

程氏释方

集古良方

摄生总论

辨症良方

活人心法（朱权）

卫生家宝方

寿世简便集

医方大成论

医方考绳愆

鸡峰普济方

饲鹤亭集方

临症经验方

思济堂方书

济世碎金方

揣摩有得集

巫斋急应奇方

乾坤生意秘韫

简易普济良方

内外验方秘传

名方类证医书大全

新编南北经验医方大成

临证综合

医级

医悟

丹台玉案

玉机辨症

古今医诗

本草权度

弄丸心法

医林绳墨

医学碎金

医学粹精

医宗备要

医宗宝镜

医宗撮精

医经小学

医垒元戎

医家四要

证治要义

松厓医径

扁鹊心书

素仙简要

慎斋遗书

折肱漫录

丹溪心法附余